Deborah Weinbuch

AVOCADO-ÖL

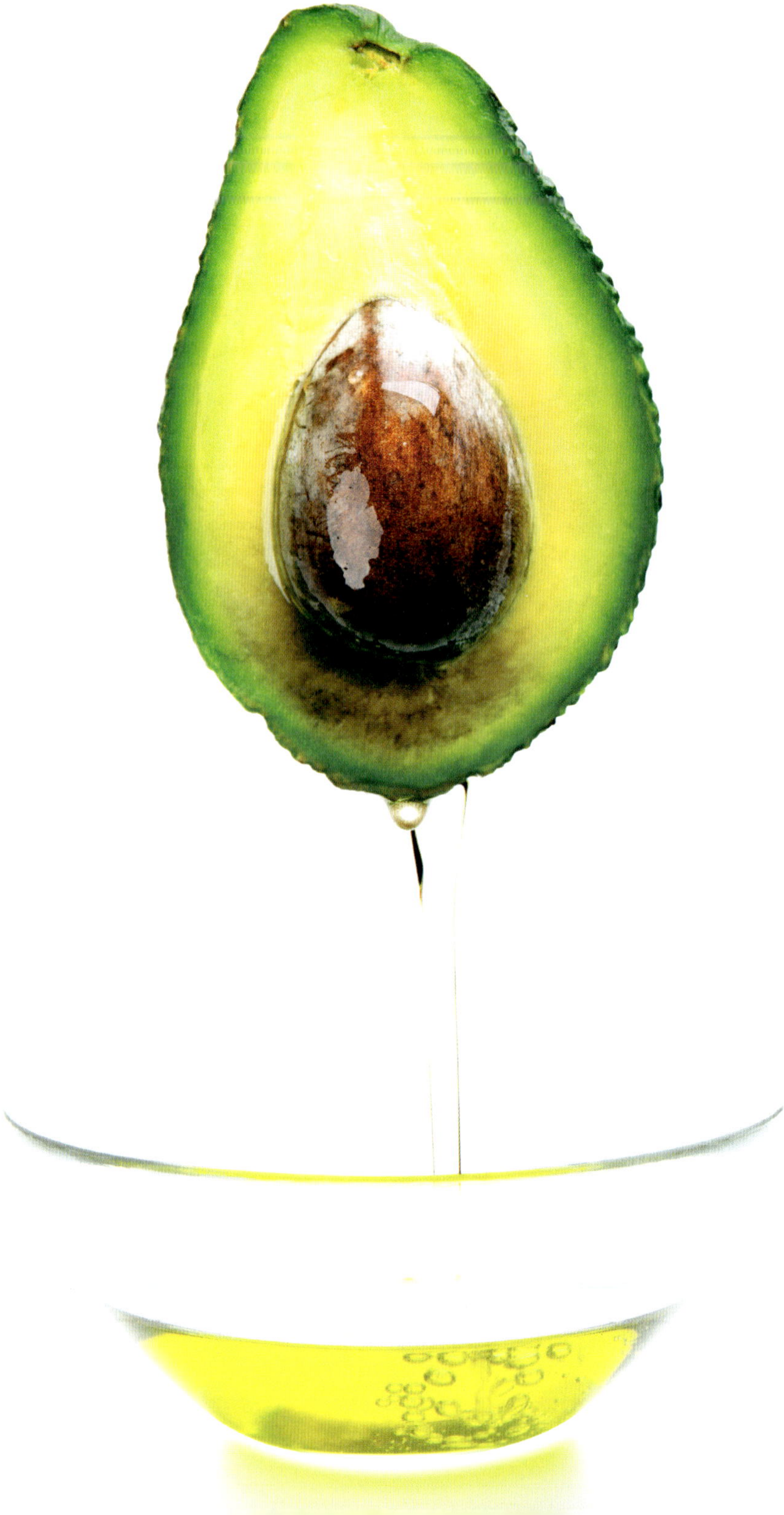

Deborah Weinbuch

AVOCADO-ÖL

Für Haare, Haut und Küche

KOMPLETTMEDIA

Originalausgabe
1. Auflage 2017

www.komplett-media.de
ISBN Print: 978-3-8312-0437-3
Auch als E-Book erhältlich

Hinweis: Das vorliegende Buch ist sorgfältig erarbeitet worden. Dennoch erfolgen alle Angaben ohne Gewähr. Weder Autoren noch Verlag können für eventuelle Nachteile oder Schäden, die aus den im Buch gegebenen Hinweisen resultieren, eine Haftung übernehmen.

Umschlaggestaltung: X-Design München
Lektorat: Marion Zerbst
Satz und Layout: Daniel Förster, Belgern
Druck: Druck & Bindung: COULEURS Print & More, Köln
Foto Titelseite: © shutterstock
Printed in the EU

Für meinen Sohn Samuel

INHALT

EINLEITUNG: DER NEUE LIEBLING IN KÜCHE UND KOSMETIK

Sie ist grün, sie ist cremig – sie ist in aller Munde. Lange galt die Avocado bei uns als Geheimtipp. Guacamole, schön und gut – aber kann man auch noch mehr aus der runden Frucht machen? Die Antwort lautet: Und ob, die Möglichkeiten sind nahezu unbegrenzt, und der Fitnessfaktor ist kaum zu schlagen. Die Avocado trägt nicht nur den gesündesten Fettmix unter ihrer Schale, sie hat auch den höchsten Proteingehalt aller Früchte, die meisten Ballaststoffe und ein beeindruckendes Vitalstoffprofil. Sie gibt Kraft und Ausdauer und schützt vor einer ganzen Reihe von Zivilisationskrankheiten. Deshalb begeistert die »Butter des Waldes«, wie sie in ihrer Heimat liebevoll genannt wird, Sportler wie Genießer gleichermaßen.

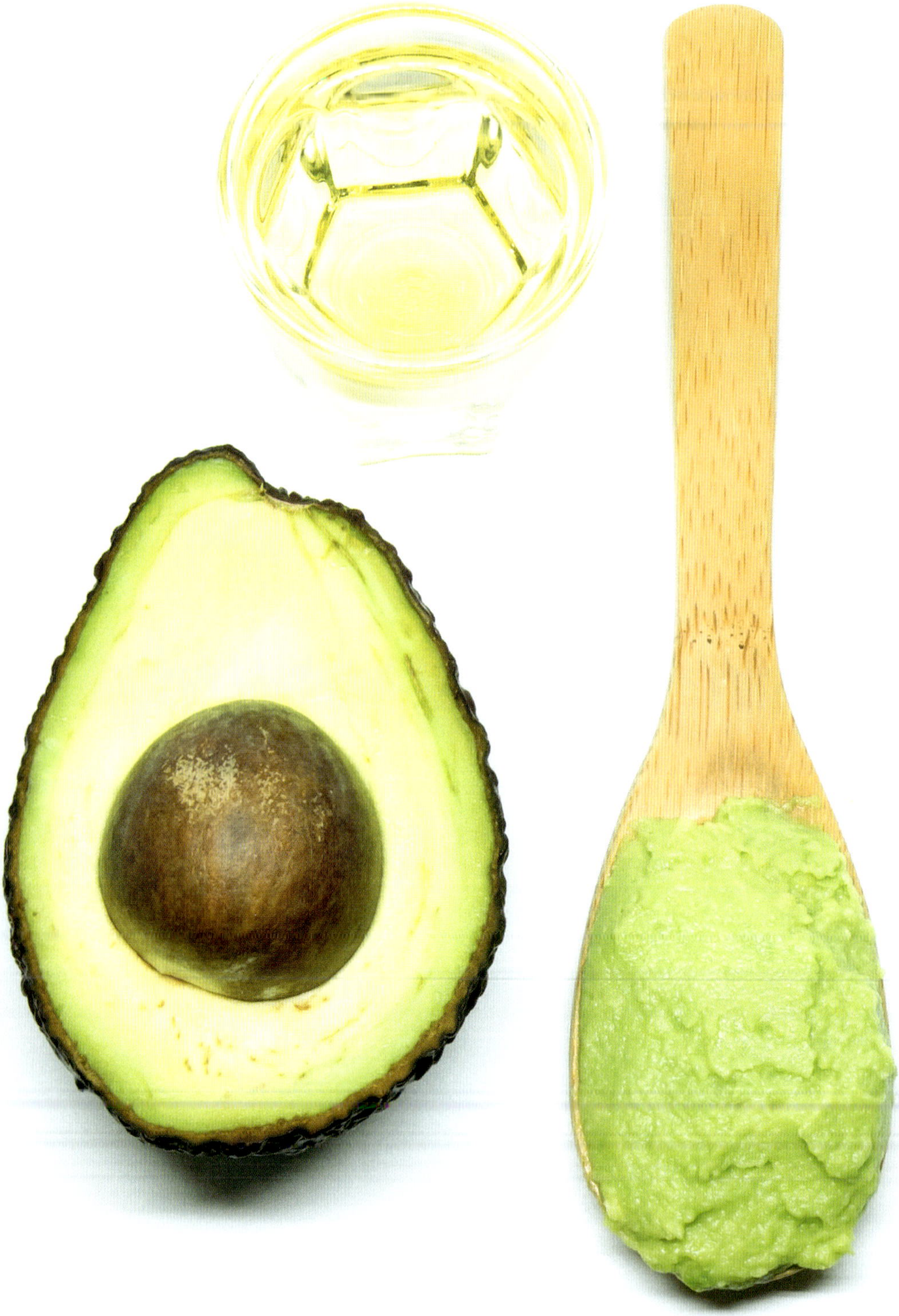

Seit einigen Jahren wächst auch hierzulande der Appetit auf diese Frucht. Lag der Avocadoimport 2013 noch bei zirka 10.700 Tonnen pro Jahr, ließen sich die Menschen in Deutschland 2016 bereits 16.000 Tonnen Avocados schmecken. Der rasante Aufstieg der grünen Wunderfrucht wurde durch neue, beeindruckende Forschungsergebnisse gefördert. Wissenschaftler entdeckten krebshemmende Stoffe, die in dieser Form und Zusammensetzung nur in der Avocado vorkommen. Die besonderen Fette dieses Superfoods schützen Gehirn und Herz und helfen sogar beim Abnehmen!

Im grünlich schimmernden, reichhaltigen Öl ist die Kraft der Avocado konzentriert. Sein mild-nussiges Aroma verfeinert Gemüse und Salate, Fisch, Garnelen und Fleisch. Aber auch Kuchen verleiht es eine traumhafte Konsistenz und einen köstlichen Geschmack. Wenn Sie nur ein Rezept aus diesem Buch probieren: Lassen Sie sich die Avocado-Himbeer-Brownies nicht entgehen. Meine Familie und Freunde können gar nicht genug davon bekommen.

Das grüne Glück macht sich aber nicht nur gut auf dem Teller. Eingerührt in Masken und Pflegecremes schenken die Avocado und insbesondere ihr Öl ein jugendliches Aussehen. Sie machen die Haut samtig-weich und elastisch und schützen sie vor schädlichen Umwelteinflüssen. Haare werden wieder glänzend und voll. Denn das Avocado-Öl umhüllt Haut und Haare mit einem Schutzmantel, der dem unseres Körpers erstaunlich ähnelt, und baut sie von tief innen wieder auf. Kommen Sie mit auf die Entdeckungsreise rund um die kleine grüne Wunderfrucht und kosten Sie ihre vielfältigen Anwendungsmöglichkeiten aus. Viel Freude damit!

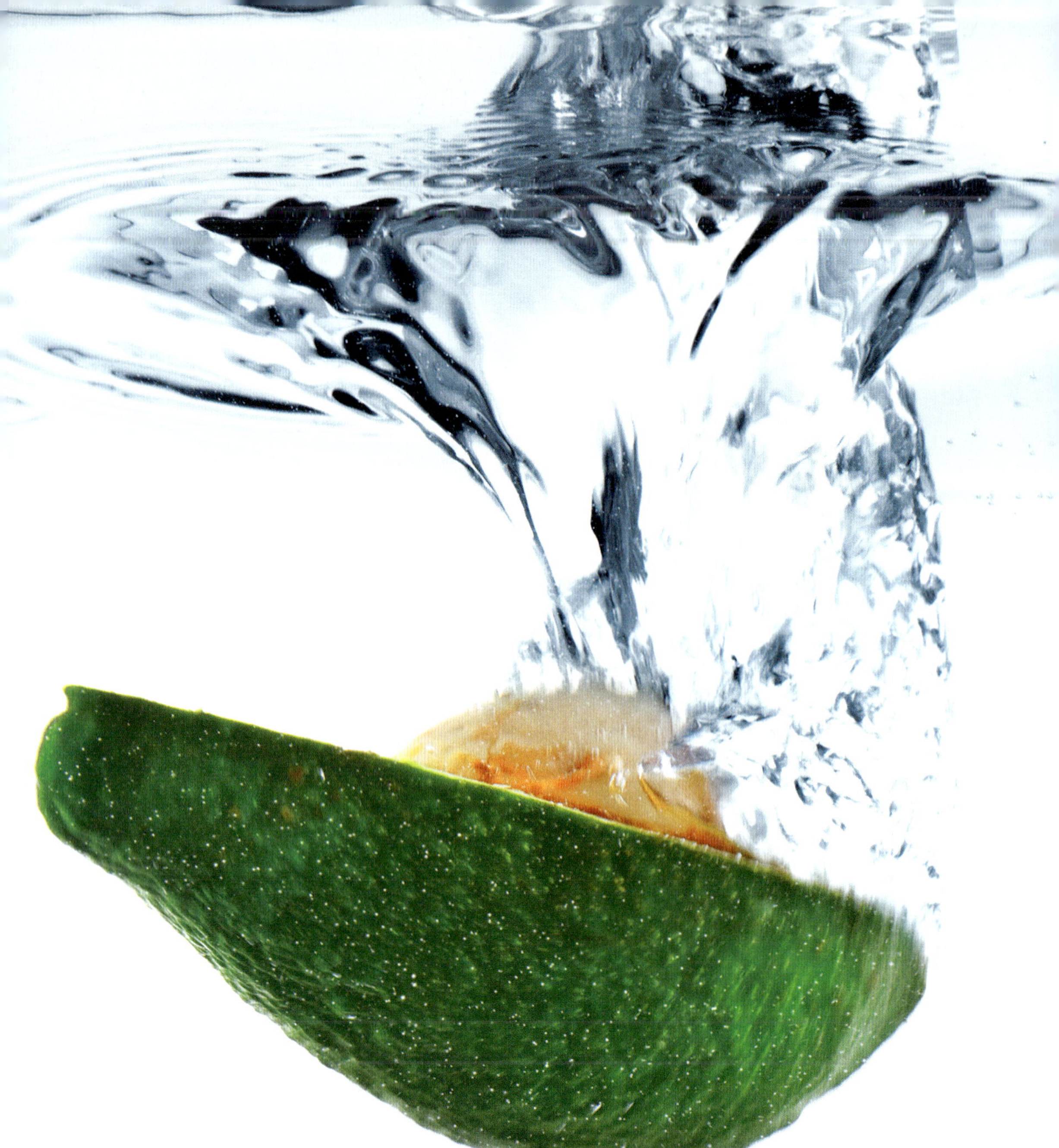

SUPERFOOD AVOCADO: JUNG, FIT UND GESUND MIT DER WUNDERFRUCHT

Der beste Fettmix für unseren Köper • Schutz fürs Herz: Dank Avocado fließt der Kreislauf besser • Power fürs Gehirn: Mit Avocado zum Blitzmerker • Nervennahrung: Avocado macht glücklich • Figurwunder: Avocado hilft beim Abnehmen • Kraft für den Körper: Avocado macht Muskeln • Ein Riegel vor dem Zucker: Avocado-Öl schützt für Diabetes • Wie geschmiert: Gesunde Knochen und Gelenke dank Avocado • Entgiftung: Hilfe und Regeneration für die Leber • Heilkraft: Avocado fördert die Immunabwehr • Anti-Krebs-Apotheke: Avocado liefert wichtigen Schutz • Wieder im Lot: Sanfte Heilung für den Darm • Adleraugen: Avocado schärft die Sehkraft • Anregend: Avocado fördert die Fruchtbarkeit • Jungbrunnen: Anti-Aging mit Avocado • Skin-Food: Avocado schenkt Schönheit von innen

Der beste Fettmix für unseren Körper

Von allen Früchten hat die Avocado den höchsten Fettgehalt – rund 30 Prozent. Lange wurde sie deshalb gemieden – zu Unrecht, denn genau das macht sie so gesund! Das Öl in ihrem Fruchtfleisch liefert herzgesunde ungesättigte Fette, wertvolles Lezithin, cholesterinsenkende Phytosterine und jede Menge von den fettlöslichen Vitaminen A, D, E und K. Im schonend gewonnenen, kalt gepressten Avocado-Öl wird dieser Gesundheitsbonus sogar noch erhöht: In einer 250-ml-Flasche steckt die konzentrierte Kraft von 15 bis 20 Früchten. Der genaue Gehalt ihrer Fettsäuren schwankt je nach Sorte und Reifegrad der Frucht. Doch das Verhältnis gestaltet sich so:

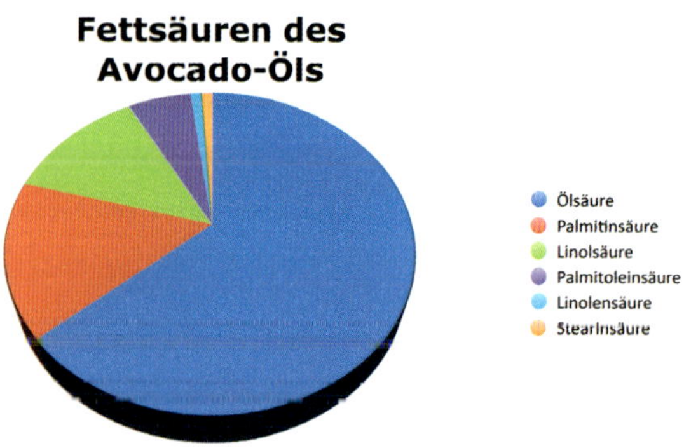

So viel Fett soll gesund sein? Und wie! Wollen Sie beispielsweise Ihren Cholesterinspiegel senken, so essen Sie einfach eine Avocado am Tag. Bei den Teilnehmern einer aktuellen US-Studie hat das genau so funktioniert – besser als mit einer gewöhnlichen fettarmen Diät. Das Geheimnis: Die Ölsäure, Hauptbestandteil des Avocado-Öls, senkt den Gesamtcholesterinspiegel und vor allem das sogenannte schlechte LDL-Cholesterin. Diese einfach ungesättigte Omega-9-Fettsäure kommt auch in Olivenöl vor und ist ein wichtiger Grund, weshalb die Mittelmeerkost so gesund ist. Dort, wo reichlich ölsäurehaltiges Öl gegessen wird, gibt es weniger Herz-Kreislauf-Erkrankungen als in Mittel- und Nordeuropa. Doch das Avocado-Öl kann noch mehr: Es liefert weitere cholesterinsenkende Stoffe, darunter sogenannte Phytosterine, die im Verlauf dieses Buchs näher vorgestellt werden. Vorab sei gesagt: Weil die Ölsäure unsere Zellmembranen und damit auch unsere Adern elastisch hält, sollte sie den Löwenanteil der Fette ausmachen, die wir Tag für Tag zu uns nehmen.

Das Öl der Avocado wirkt zudem wie ein Vitalstoff-Booster für fettlösliche Vitamine, indem es ihre Aufnahme in den Organismus stark verbessert. Die besondere Mischung verschiedener Fettsäuren schmeichelt dem gesamten Organismus vom Kopf bis zum Zeh, jede einzelne erfüllt wichtige Aufgaben in unserem Körper. Sie schützen Leber und Bauchspeicheldrüse und beugen auch Diabetes vor. Sind Sie bereits von der Zuckerkrankheit betroffen, kann eine avocadoreiche Ernährung helfen, Ihren Stoffwechsel wieder gesunden zu lassen.

Integrieren Sie sowohl das Avocado-Öl als auch die ganze Avocadofrucht in Ihre Alltagsküche. Denn das grüne Fruchtfleisch enthält noch weitere Nährstoffe, die sie zu einer echten Schutz- und Anti-Aging-Frucht machen. Fast 20 verschiedene Vitamine, Mineralstoffe und Pflanzenstoffe liegen dicht gepackt unter der dicken Schale, darunter auch die fürs Nervensystem so wichtigen B-Vitamine. Die halten das Gehirn fit, unterstützen aber gleichzeitig auch die Regeneration von Haut und Haaren. Das ist Essen für die Schönheit!

UNSER KÖRPER BRAUCHT FETT!

Jede einzelne Zelle unseres Körpers braucht Fett. Ohne Fett könnten wir gar nicht leben. Das gilt für Haut- und Darmzellen genauso wie für die Zellen unserer Knochen oder unseres Immunsystems. Unser Gehirn besteht sogar zu 60 Prozent aus Fett! Mehrere Hundert Millionen Zellen bildet unser Organismus tagtäglich neu. Hautzellen erneuern sich am schnellsten, nämlich alle zwei Wochen. Deshalb werden Sie die Effekte des Avocado-Öls am schnellsten an Ihrer Haut sehen. Bei anderen Organen ist ein wenig mehr Geduld angezeigt. So dauert es beispielsweise bis zu anderthalb Jahre, bis sich Leberzellen erneuert haben. Bleiben Sie dran!

Fett braucht unser Körper außerdem, um die lebenswichtigen Vitamine A, D, E und K aufzunehmen. Sie alle sind reichlich in der Avocado vorhanden und werden unter anderem für die Funktion unserer Geschlechtsorgane und die Fruchtbarkeit benötigt.

Gutes Fett macht zudem schön. Ein Fettmangel äußert sich nämlich auch in einer trockenen Haut und schütterem Haar. Nutzen Sie die Kraft des Avocado-Öls für volles, glänzendes Haar, samtig-weiche Haut und eine unverwüstliche Gesundheit.

Während der Hauptanteil des Avocado-Öls, die Ölsäure, also unsere Blutgefäße schützt, aktiviert der zweitgrößte Bestandteil, die Linolsäure, unser Immunsystem und unterstützt die Heilung von Verletzungen. Die Linolsäure ist ein essenzielles Fett, das lebensnotwendig für unsere Zellen ist. Dass wir den Anteil von Linolsäure an unserer täglichen Ernährung deutlich steigern sollten, dafür plädiert die Deutsche Gesellschaft für Ernährung (DGE) gemeinsam mit den österreichischen und schweizerischen Fachgesellschaften.

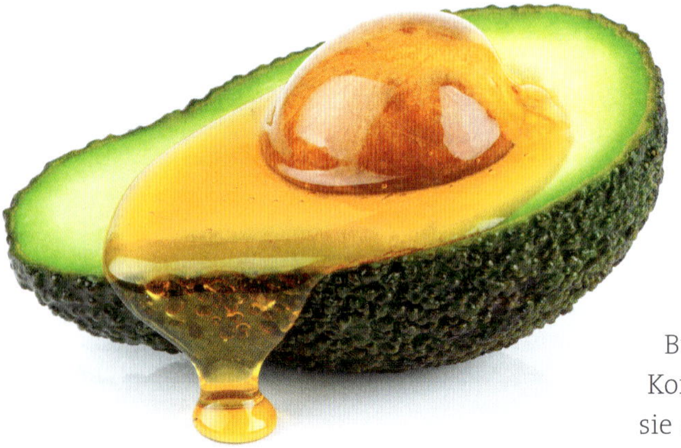

Aber auch ohne Palmitinsäure kann unser Körper nicht leben. Er benötigt sie so dringend, dass er sie sogar selbst herstellt. Unser Herz greift am liebsten auf Palmitinsäure als Energiequelle zu. Deshalb lagert unser Körper rund ums Herz Palmitinsäure ein, damit es auch in Stresssituationen stets gut versorgt ist. Und das, obwohl sie eine gesättigte Fettsäure ist. Lassen Sie sich nicht vom gängigen Mythos verunsichern, gesättigte Fette seien grundsätzlich schädlich. Auf das Verhältnis kommt es an.

Die Palmitinsäure reguliert auch die Produktion bestimmter Botenstoffe im Gewebe, sodass unsere Zellen miteinander kommunizieren können. Diese Botenstoffe regulieren die Weitstellung von Blutgefäßen und ermöglichen eine lokale Abwehr von Krankheitserregern. Allerdings: Ein Übermaß an gesättigten Fettsäuren würde das Immunsystem zu stark anheizen und Entzündungen fördern. Die Avocado liefert Ihnen genau die richtige Menge. Die cremige Palmitinsäure trägt zu ihrer streichzarten Konsistenz bei. Sie kommt beispielsweise auch in Palmöl oder Butter vor. Allerdings in weit höheren Konzentrationen: Bei der Butter macht sie etwa ein Drittel der Fettsäuren aus, beim Palmöl fast die Hälfte (bis zu 46 Prozent)! Das ist zu viel. Vorsicht also beim Schoko-Nuss-Aufstrich! Probieren Sie lieber eines der wunderbaren Schoko-Avocadodesserts aus dem Rezeptteil.

Auch kann unser Körper mit Palmitinsäure überflutet werden, wenn wir zu viele Kohlenhydrate in Form von Zucker, aber auch Brot, Nudeln oder Reis essen. Was hat das eine mit dem anderen zu tun? Ganz einfach: Übersteigt die Kohlenhydratmenge das, was der Körper verwerten kann, wandelt er den Rest in der Leber um – zu Palmitinsäure. Die wird dann eingelagert in unseren Fettzellen. Auf Dauer kann das Taillenumfang und Blutfettwerte erhöhen. Auf diese Weise werden Kohlenhydrate zum Figurfeind und belasten das Herz-Kreislauf-System. Sparen Sie deshalb lieber an Weißmehl und Co. und greifen Sie stattdessen zu gesunden Fetten, wenn Sie die Palmitinsäure in Ihrem Körper auf einem gesunden Niveau halten möchten.

FETT KURBELT DIE FETTVERBRENNUNG AN

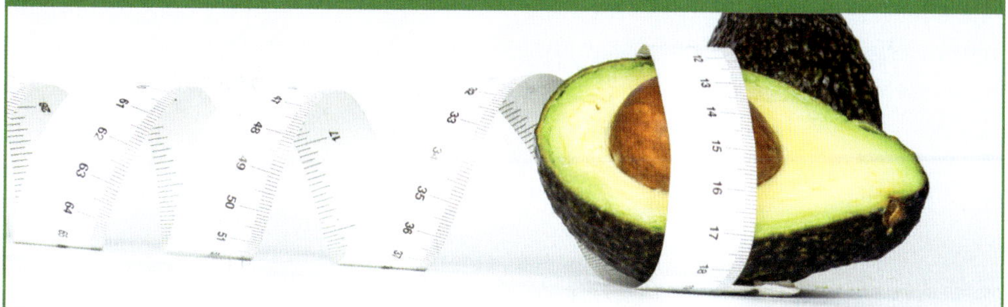

Wenn wir Fett essen, funkt der Magen ein Signal zum Gehirn, damit es den Appetit abstellt. Wenn unsere Nahrung Fett enthält, sind wir auch um Stunden länger satt. Fett verlangsamt den Verdauungsprozess von Kohlenhydraten, sodass sie erst nach und nach ins Blut gelangen. Das hält den Blutzucker stabil und beugt Heißhungerattacken vor.

Lassen Sie sich nicht von der Low-Fat-Hysterie anstecken, wenn Sie eine schlanke Linie bewahren wollen. Fettfreie Produkte erzielen oft genau das Gegenteil vom gewünschten Effekt. Seit den 1950er-Jahren stehen sie in den Supermarktregalen – und seitdem ist der Bevölkerungsdurchschnitt immer dicker geworden. Wer Kohlenhydrate isst, stoppt nämlich den Fettverbrennungsmotor, zumindest für einige Stunden. Das ist nun allerdings kein Freifahrtschein für die täglichen Pommes mit Cheeseburger. Denn auf die Art des Fetts und seine Qualität kommt es an. Der Löwenanteil der Fette sollte aus einfach ungesättigten Fettsäuren bestehen; dazu brauchen wir noch ein paar andere Fettsäuren, die spezielle Funktionen in unserem Körper erfüllen. Die Avocado liefert die perfekte Mischung.

Nun ist Avocado-Öl ja nicht nur eine wunderbare Ergänzung für herzhafte und süße Speisen, es pflegt auch Haut und Haare samtig weich. Für diese wunderbaren kosmetischen Eigenschaften ist vor allem die Palmitoleinsäure im Avocado-Öl verantwortlich. Sie ist auch Teil unserer natürlichen Hautlipide und bereits in der Fettschutzschicht von Neugeborenen enthalten. Palmitoleinsäure glättet die Haut, macht sie streichelzart und unterstützt die Kollagenproduktion. Das wiederum strafft das gesamte Bindegewebe und lässt uns insgesamt jünger aussehen.

Die Palmitoleinsäure schützt außerdem vor freien Radikalen, stärkt die Schutzbarriere und fördert die Regeneration trockener und reifer Haut. Auch Verhornungsstörungen wie bei der Schuppenflechte vermag sie zu regulieren. Sie sorgt dafür, dass sich das Avocado-Öl gut verteilen lässt und leicht einzieht.

Aufgrund ihrer wunderbaren Pflegeeigenschaften wird die Palmitoleinsäure auch in konventionellen Kosmetika gerne eingesetzt. Allerdings wird sie dort gelegentlich auch aus Nerzöl gewonnen, was aus Tierschutzgründen mehr als bedenklich ist. Da nehmen wir als Beauty-Rohstoff doch lieber die Avocado!

Schönheit ist eine Sache, aber darüber hinaus ist die Palmitoleinsäure auch für unsere Gesundheit sehr wertvoll. Sie gehört zu den noch recht unbekannten Omega-7-Fetten – und diese machen den berühmten Omega-3-Fetten Konkurrenz. Palmitoleinsäure hemmt Entzündungen und beugt so einer Vielzahl an Zivilisationskrankheiten vor: Arteriosklerose, Diabetes, Bluthochdruck. Dazu später mehr. Zusammenfassend kann hier gesagt werden: Die Fettsäure ist ein wichtiger Verbündeter bei der Vorbeugung von Herzinfarkt und Schlaganfall. Sie beugt auch einer Fettleber vor. Denn im Körper wirkt sie wie ein Hormon, das verhindert, dass Fett ins falsche Gewebe – beispielsweise in die Leber – eingelagert wird. Nach früherer Lehrmeinung standen erhöhte Palmitoleinsäurewerte im Blut mit einer zu fettreichen Ernährung in Verbindung. Doch neuere Forschungen wie die der Harvard School of Public Health in Boston (USA) zeigen, dass hier kein direkter Zusammenhang besteht. Vielmehr scheint der Körper vermehrt Palmitoleinsäure zu produzieren, um sich vor den Folgen einer übermäßigen Kohlenhydratzufuhr zu schützen. Wieder ein Grund, einen Teil der Nudeln und anderer Kohlenhydrate auf dem Teller durch gesunde Alternativen wie die Avocado zu ersetzen.

JUNG UND GESUND BLEIBEN MIT EINER ANTIENTZÜNDLICHEN ERNÄHRUNG

Schwelende Entzündungen im Körper können über Jahre unbemerkt bleiben. Dabei richten sie großen Schaden an. Sie lassen uns schneller altern und beschäftigen das Immunsystem, sodass es anderen Aufgaben nicht mehr so effizient nachkommen kann. Sie beeinträchtigen das Gehirn, können Gelenkproblemen Vorschub leisten und schädigen auf Dauer die Adern und sogar das Herz.

Angeheizt wird das Entzündungsgeschehen im Wesentlichen von einem Übermaß an Omega-6-Fetten – und dank unserer typischen westlichen Ernährung schwimmen wir geradezu in diesen Fetten! Sonnenblumenöl, Getreide und Fleisch aus Massentierhaltung liefern insgesamt viel zu viel Omega 6. Besonders Schweinefleisch heizt aufgrund seiner Omega-6-Fette das Entzündungsgeschehen im Körper extrem an. Möglicherweise ein Grund, weshalb es in einigen Kulturen gemieden wird?

Ein Übermaß an Omega 6 schaltet Ihr Immunsystem in den Daueraktivmodus. Dann kann es zu Allergien und sogar Autoimmunerkrankungen kommen, bei denen sich das Immunsystem gegen körpereigenes Gewebe richtet. Vier einfache Ernährungsregeln helfen, Entzündungen im Körper zu hemmen und somit vorzeitigem Altern und chronischen Krankheiten vorzubeugen:

1. Wählen Sie ein gutes Öl mit wenig Omega 6 und dafür viel Omega 9 und Omega 3 als Grundlage für Ihre tägliche Ernährung – wie das Avocado-Öl.
2. Schränken Sie die Menge an Kohlenhydraten ein, die Sie täglich zu sich nehmen. Nudeln, Reis und Co. sollten pro Mahlzeit maximal ein Drittel Ihres Tellers füllen.
3. Essen Sie reichlich Gemüse und Früchte, die entzündungshemmende Vitalstoffe liefern, wie die Avocado.
4. Essen Sie höchstens dreimal pro Woche Fleisch und wählen Sie nur solches von Weidetieren, besser noch aus biologischer Landwirtschaft. Weil hier die Tiere mehr Rohfutter erhalten, enthält ihr Fleisch deutlich weniger Omega 6, der Omega-3-Gehalt ist hingegen um 50 Prozent erhöht. Das Gleiche gilt für ihre Milch.

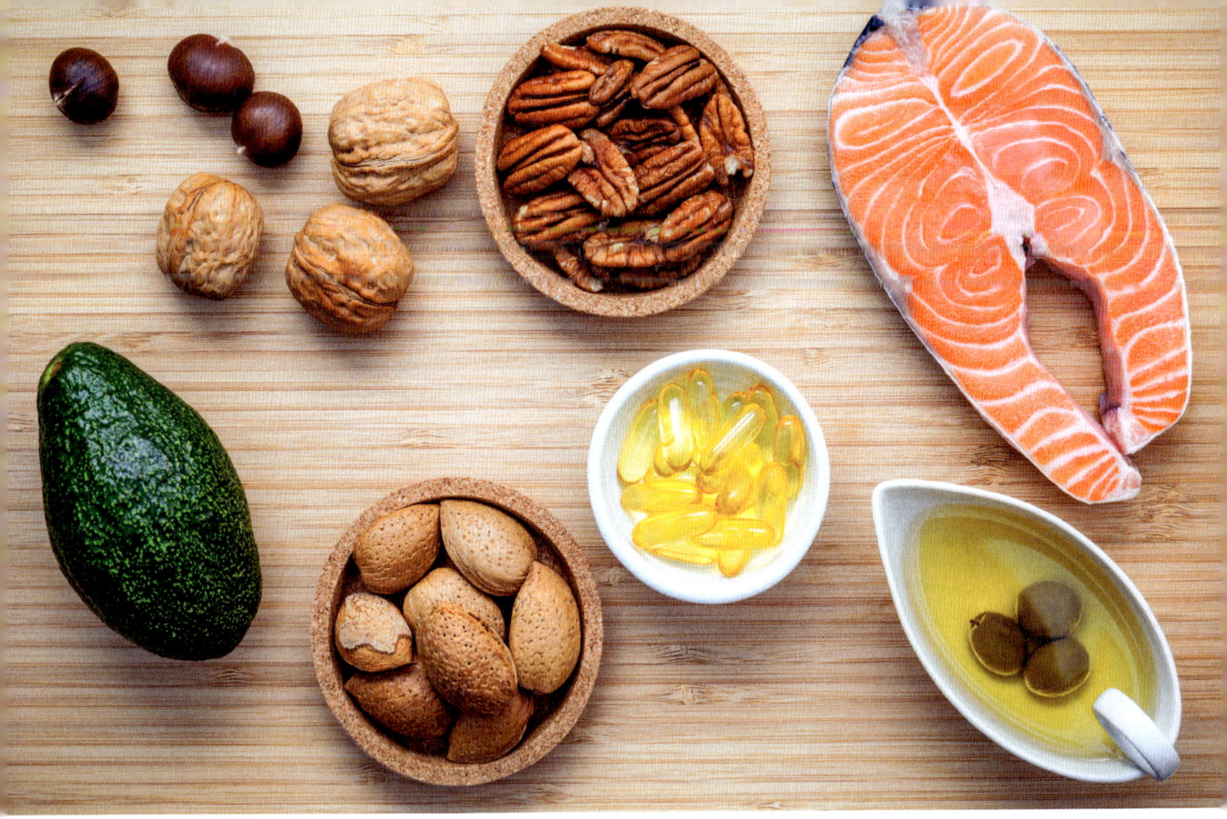

Eine kleine Überraschung hält das Avocado-Öl noch bereit. Quasi als Tüpfelchen auf dem »i« liefert es auch noch pflanzliches Omega 3: die Alpha-Linolensäure (ALA). Die wandelt unser Körper zu Eicosapentaensäure (EPA) und Docosahexaensäure (DHA) um, das sind gleichsam die Schmierfette fürs Gehirn. Wer gut damit versorgt ist, kann schneller denken und sich besser erinnern. Omega-3-Fette verdünnen zudem das Blut und helfen somit auch, einem Herzinfarkt oder Schlaganfall vorzubeugen. Darüber hinaus wird Omega 3 für die Bildung bestimmter Gewebshormone, sogenannter Eicosanoide, gebraucht. Die beugen allergischen und entzündlichen Prozessen vor und sind deshalb beispielsweise für Neurodermitiker von besonderer Bedeutung.

Normalerweise würden diese empfindlichen mehrfach ungesättigten Fette bei Hitze leicht oxidieren. Doch das Avocado-Öl hat einen eingebauten Hitzeschutz: die Stearinsäure. Diese Fettsäure hat einen abschirmenden Effekt und schützt gemeinsam mit dem Vitamin E das Öl vor dem Ranzigwerden. Im Körper wird Stearinsäure schnell zu herzgesunder Ölsäure umgewandelt.

Dieses Fettsäureprofil spricht für sich. Lassen Sie aber nicht die ganzen Früchte außer Acht. Die liefern zwar 160 bis 220 Kalorien pro 100 Gramm, dabei aber auch jede Menge Vitamine, Mineralstoffe und Spurenelemente für die Gesundheit. Bereits eine halbe Avocado deckt 17 Prozent des Vitamin-E-Bedarfs, 20 Prozent des Vitamin-K-Bedarfs, 28 Prozent des Kaliumbedarfs und satte 60 Prozent des durchschnittlichen Tagesbedarfs an Vitamin D. Hinzu kommen B-Vitamine, Karotinoide, Vitamin C, Folsäure, Magnesium, Kalzium, Eisen – um nur einige Inhaltsstoffe zu nennen. In den folgenden Kapiteln werden wir uns die Nährstoffe der Avocado und ihren Beitrag zur Gesundheit genauer anschauen. Auch den Aminosäuren kommt hierbei eine wichtige Rolle zu. Denn sie sind am Stoffwechsel beteiligt, fördern den Muskelaufbau und die Zellreparatur. Mit anderen Worten: Auch sie halten jung, gesund und schlank. Doch es ist gerade der ganz besondere Nährstoffmix, der den Avocados den Beinamen »Superfood« eingebracht hat.

Schutz fürs Herz: Dank Avocado fließt der Kreislauf besser

Der perfekte Cholesterinsenker

Eine Avocado pro Tag senkt den Cholesterinspiegel, so eine Studie im *Journal of the American Heart Association*. Das sollte viele aufhorchen lassen, denn etwa zwei Drittel der Menschen in Deutschland haben erhöhte Cholesterinwerte über 220 mg/dl. Die ungesättigten Fettsäuren der Avocado senken das »böse« LDL, lassen das »gute« HDL dabei aber unangetastet. Menschen, die reichlich Avocado essen, erzielten in mehreren Studien um rund 20 Prozent niedrigere LDL-Werte. Und dieser Effekt setzte bereits nach einer Woche ein.

Grund für diese Turboverbesserung sind drei Inhaltsstoffe der Avocado: die reichlich darin enthaltene Ölsäure, jede Menge lösliche Ballaststoffe und die sogenannten Phytosterine. Letztere sind Pflanzenstoffe, die bereits an vorderster Front wirken, indem sie die Aufnahme von Cholesterin im Darm hemmen. Weil ihre Struktur dem Cholesterin ähnelt, konkurrieren sie nämlich mit diesen Fettstoffen um die Aufnahme im Darm. So kommt gleich viel weniger Cholesterin in der Blutbahn an. Darüber hinaus schützen Phytosterine dank ihren antientzündlichen Eigenschaften unsere Arterien. Rohe Avocados liefern bereits viele Phytosterine. Noch mehr davon nehmen Sie zu sich, wenn Sie Avocado-Öl verwenden.

Die löslichen Ballaststoffe der Avocado transportieren »schlechtes« LDL-Cholesterin wieder ab. Das funktioniert so: Das »gute« HDL-Cholesterin fegt wie ein Wischmopp durch die Adern und wischt ranzig gewordene Fette und Ablagerungen einfach auf. Dann transportiert es sie zum Darm, damit sie dort zur Ausscheidung gebracht werden. Das klappt allerdings nur, wenn in dem Moment auch genügend lösliche Ballaststoffe dort vorhanden sind. Sonst zieht das HDL unverrichteter Dinge wieder von dannen und kursiert weiter in unserer Blutbahn.

Doch ein weiterer entscheidender Vorteil von Avocado-Öl gegenüber anderen gängigen Speiseölen ist gerade, dass seine Fette im Blut kaum oxidieren. Denn der Hauptbestandteil des Avocado-Öls, die einfach ungesättigte Ölsäure, ist viel stabiler als mehrfach ungesättigte Omega-6-Fette, wie sie zum Beispiel in Sonnenblumen- oder Distelöl vorkommen. Damit ist selbst das LDL gar nicht mehr so »schlecht«, wenn wir regelmäßig Avocado-Öl zu uns nehmen.

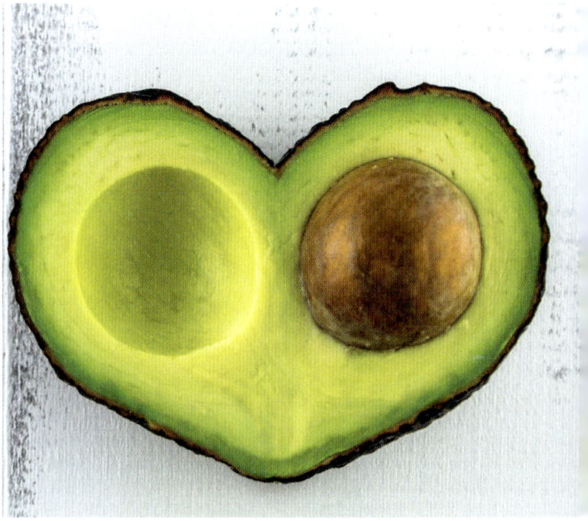

Denn das viel gescholtene LDL ist eigentlich nicht mehr als ein Transportschiff für Fette. In seinem Heimathafen, der Leber, lädt es bis zu 3800 Fettsäuren an Bord und macht sich mit ihnen auf die Reise, um bedürftige Zellen zu beliefern. Diese nehmen die Fette auf, um daraus Energie zu gewinnen oder ihre Zellmembranen aufzubauen. 240.000 Kilometer legt das LDL insgesamt zurück, durch große und kleine Blutbahnen. Problematisch wird es allerdings, wenn die Zellen bereits genug Fett bekommen haben. Dann machen sie ihre Schotten dicht. Das überschüssige LDL zirkuliert weiter im Blut – je länger, desto eher kann es oxidieren und sich an den Arterienwänden ablagern. Dann altern die Blutbahnen, weshalb das LDL-Cholesterin auch den Beinamen »schlechtes Cholesterin« bekommen hat. Doch ob das LDL tatsächlich schnell verranzt, kommt maßgeblich auf seine Ladung an. Omega-6-Fette oxidieren schnell und können sich dann an den Arterienwänden ablagern. Dadurch verstopfen die Arterien mit der Zeit – das Risiko für einen Herzinfarkt oder Schlaganfall steigt. Mit Avocadofettsäuren an Bord bleibt das LDL lange frisch – und ist so lange auch nicht »böse«. Reichlich Vitamin E im Avocado-Öl schützt das LDL zusätzlich vor Oxidation.

Dass Avocado-Öl kaum ranzig wird, können Sie auch in der eigenen Küche beobachten. In dunklen Glasflaschen an einem kühlen Ort bleibt es bis zu zwei Jahre lang frisch. Zum Vergleich: Eine geöffnete Flasche Sonnenblumenöl sollten Sie auch ohne Hitzeeinwirkung bereits nach einigen Wochen entsorgen.

Die ungesättigten Fettsäuren der Avocado verbessern zudem die Fließfähigkeit des Bluts. Wer dagegen hauptsächlich gesättigte Fette, zum Beispiel tierischen Ursprungs, zu sich nimmt, riskiert damit dickflüssiges Blut. Denn diese Fette machen die Blutplättchen klebrig und haften auch selbst leicht an den Arterienwänden fest. Ein weiterer Nachteil gesättigter Fette: Sie besetzen die Andockstellen der Zellen. Dann bleiben mehrfach ungesättigte Fettsäuren länger in der Blutbahn und oxidieren dort vor sich hin. Frittiertes Fleisch ist deshalb eine extrem unglückliche Kombination.

Um Ihr Cholesterin dauerhaft auf ein gesundes Maß zu senken, ist also keine strenge Diät nötig. Ersetzen Sie einfach einen Großteil der gesättigten Fettsäuren durch einfach ungesättigte Fettsäuren, wie sie im Avocado-Öl stecken. Das ist effektiver und einfacher, als auf Cholesterintabellen zu achten. Und liegen Ihre Blutfette erst einmal unter der kritischen Schwelle von 200 mg/dl, können Sie bis zu 9,5 Jahre länger leben, wenn Sie diesen Ernährungsstil beibehalten.

Der beste Herzschutz

Über die Cholesterinsenker hinaus liefert die Avocado noch weitere wichtige Herzschutzstoffe. Ihr hoher Kaliumgehalt beugt einem Schlaganfall oder Herzinfarkt vor, indem er den Blutdruck senkt. Das ist gerade hierzulande wichtig, weil wir oft zu viel Salz essen und damit unseren Blutdruck in die Höhe treiben. Auch Gesundheitsbewusste können in diese Falle geraten – meist wenn wir auswärts essen oder doch einmal ein Fertiggericht zubereiten, weil zu wenig Zeit zum Kochen bleibt. Mit einer Avocado können wir den Effekt dann ausgleichen. Sie liefert bis zu 1000 mg Kalium – ein Viertel des täglichen Bedarfs, um das Schlaganfallrisiko um 24 Prozent zu senken. Auch die Aminosäuren Glutamin und Arginin in der Avocado senken den Blutdruck. Das bedeutet weniger Spannung auf den Gefäßwänden und beugt mikroskopisch kleinen Rissen und Verkalkungen dort effektiv vor.

Ein weiterer Gefäßschützer ist die Folsäure. Die Avocado gehört zu den Toplieferanten dieses Vitamins. Mithilfe von Vitamin B_6, das in dieser Frucht ebenfalls reichlich enthalten ist, verwandelt sie giftiges Homocystein in unserem Blut in harmloses Methionin. Homocystein entsteht als Zwischenprodukt unseres körpereigenen Stoffwechsels. Wird es nicht umgewandelt, greift es Herz und Blutgefäße an. Dem beugt die Avocado vor.

Dabei hilft Magnesium. Der Mineralstoff, der für seine entkrampfende Wirkung bekannt ist, steckt ebenfalls in der Avocado. Er regt den Aufbau von Elastin an – dem Stoff, der Blutgefäße und andere Gewebe schön elastisch hält. Zudem fördert er die Heilung verletzter oder brüchiger Gefäßwände und hemmt die Bildung von Blutgerinnseln. Besonders interessant ist seine Funktion als Gegenspieler des Kalziums. Denn freies Kalzium, das nicht in unsere Knochen verschoben wird, kann mit Fett und Cholesterin zu eben den gefürchteten Ablagerungen in den Gefäßen reagieren – sogar im Herzmuskel selbst. Magnesium hemmt diesen Prozess, indem es die zuständigen Transporterproteine dazu veranlasst, das überschüssige Kalzium in die Knochen zu bringen. Eine Übersichtsstudie zeigt, dass eine gute Magnesiumversorgung das Risiko eines plötzlichen Herztodes drastisch senkt – um bis zu 42 Prozent. Der treue Verbündete des Magnesiums in dieser Herzschutztruppe ist das Vitamin K, das ebenfalls reichlich in Avocados vorhanden ist. Auch dieses Vitamin hält Kalzium davon ab, sich als Plaque in den Gefäßen festzusetzen.

Den Herzmuskel unterstützt Magnesium außerdem, indem es die Herzzellen elektrisch stabilisiert. Das beugt Vorhofflimmern und so auch einem Schlaganfall vor. Denn da sich durch das Vorhofflimmern der Blutfluss in den Herzvorhöfen verlangsamt, können sich leicht Gerinnsel bilden, die dann mit dem Blutstrom in den Körperkreislauf geschwemmt werden und durch Verschleppung ins Gehirn ein Gefäß verschließen können – ein Schlaganfall ist die Folge. Dem beugt Magnesium vor. Zu guter Letzt macht der Mineralstoff auch noch stressresistent, was das Risiko von Herz-Kreislauf-Erkrankungen weiter senkt.

Damit der Herzmuskel einwandfrei funktioniert, hält die Avocado noch einen besonderen Helfer bereit: das Carnitin. Diese Aminosäurenverbindung kommt in nennenswerten Mengen sonst nur in Fleisch und anderen tierischen Produkten vor. Nur die Avocado liefert ebenfalls reichlich Carnitin – ein Grund, weshalb wir uns nach ihrem Genuss so energiegeladen fühlen. Carnitin fördert die Energieumwandlung im Herzmuskel. Das sollten wir uns zunutze machen. Insbesondere Menschen mit Angina Pectoris, Herzmuskelschwäche (Kardiomyopathie), Herzinsuffizienz oder Arteriosklerose der Herzkranzgefäße leiden oft unter einem Carnitinmangel. Eine gute Zufuhr geht dann in vielen Fällen mit einer Verbesserung des Gesundheitszustands einher.

Power fürs Gehirn: Mit Avocado zum Blitzmerker

Das Öl der Avocado stärkt Konzentration und Denkvermögen. Ähnlich wie die Nüsse im Studentenfutter liefert es uns stundenlang kontinuierlich Energie. Darüber hinaus enthält es viel wertvolles Lezithin, aus dem unser Gehirn seinen Hauptbotenstoff Acetylcholin herstellt. Dieser Neurotransmitter ist immer dann beteiligt, wenn unser Gedächtnis Erinnerungen speichert und wieder abruft. Deshalb hat sich Lezithin als hilfreich bei Demenz erwiesen. Des Weiteren wird Lezithin benötigt, um Myelin herzustellen. Das ist die Markscheide, die unsere Nervenbahnen umgibt, ähnlich wie eine Kabelisolierung. Gut isolierte Nerven können schneller und besser leiten. Auch Vitamin B_6 und das Cholin (früher Vitamin B_4 genannt), beide reichlich in der Avocado enthalten, werden für den Aufbau der Myelin-

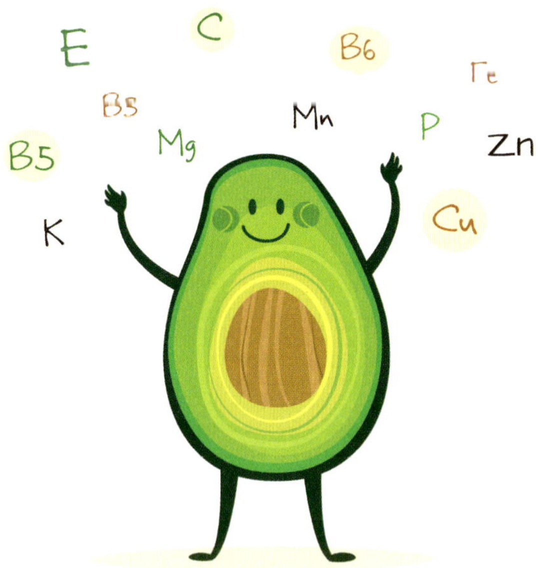

LEZITHIN IST NICHT GLEICH LEZITHIN!

Das Phospholipid Lezithin ist auch Teil unserer Zellmembranen. Es ist ein großes Molekül, das unter anderem aus verschiedenen Fettsäuren besteht. Aber die Qualität des Lezithins kann je nach Nahrungsquelle sehr unterschiedlich ausfallen. So enthält zum Beispiel Lezithin aus Hühnerei nur rund fünf Prozent ungesättigte Fettsäuren. Das Lezithin der Avocado dagegen ist reich an ungesättigter Ölsäure. Das macht es besonders wertvoll für unseren Körper.

scheide benötigt. Nehmen wir zu wenig Cholin zu uns, kann es zu Gedächtnis- oder Orientierungsstörungen kommen. Da nennenswerte Mengen Cholin vor allem in tierischen Lebensmitteln stecken, sollten Veganer bewusst auf den Verzehr der wenigen cholinhaltigen pflanzlichen Lebensmittel achten: Hülsenfrüchte, Nüsse, Kakao und eben die Avocado.

Avocado kann einer Demenz vorbeugen

Kein Organ ist so anfällig für Alterung wie das Gehirn. Grund sind die empfindlichen mehrfach ungesättigten Fettsäuren, die hier in den Zellmembranen lagern und die leicht oxidieren können. Der enorme Energie- und Sauerstoffumsatz in unserer Denkzentrale erhöht das Aufkommen von freien Radikalen. Was sich anhört wie eine neue politische Splittergruppe, sind in Wirklichkeit aggressive Sauerstoffverbindungen, die unseren Zellen am liebsten Elektronen klauen wollen, um sich selbst zu stabilisieren. Das schadet natürlich unseren Zellen. Sogenannte Antioxidanzien können das verhindern, indem sie bereitwillig ihre Elektronen teilen – sie haben genug davon. Spezielle Zellpumpen sorgen deshalb dafür, dass unser Gehirn gleichsam in Antioxidanzien badet – von denen die

Avocado einige sehr wichtige liefert: allen voran Tryptophan für die Herstellung des Superantioxidans Melatonin. Das Schlafhormon ist einer der besten Hüter unserer Hirnzellen. Es überwindet leicht die Blut-Hirn-Schranke und schützt das Gehirn so vor Alterung. Andere Antioxidanzien, wie zum Beispiel das Vitamin E, scheitern meist an dieser Schranke. Bei einer hohen Melatoninkonzentration überleben Nervenzellen im Gehirn länger, selbst wenn sie bereits von den berühmt-berüchtigten Alzheimer-Plaques befallen sind.

Auch ein gesunder Schlaf, der eben durch das Tryptophan sowie die Aminosäure Glycin in der Avocado gefördert wird, scheint der Entstehung von Alzheimer vorzubeugen. Denn wenn wir schlecht schlafen, scheint sich ein Kanal zu öffnen, durch den das gefährliche Beta-Amyloid-Protein das Gedächtnis angreift. Im Schlaf werden diese

FETTE ALS BAUSTEINE DER NERVENZELLEN

Damit das Gehirn läuft wie geschmiert, müssen wir es mit den richtigen Fetten versorgen. Immerhin besteht unser Gehirn bis zu 60 Prozent aus Fett – bestenfalls aus reichlich mehrfach ungesättigten Fettsäuren. Je höher ihr Anteil, desto flexibler sind die Nervenzellen. Dann können sie Informationen besser weiterleiten und speichern. Omega-3-Fettsäuren (aus fettem Fisch, Algen, Leinöl, Walnüssen – am besten täglich etwas davon essen) sollten etwa ein Drittel der Gehirnfette ausmachen. Als Teil der Zellmembran und der schützenden Myelinhülle sorgen sie dafür, dass sich Nervenzellen vernetzen und elektrische Impulse übertragen können. Gamma-Linolensäure unterstützt die Reizweiterleitung. In der Zelle sorgt sie für Fließfähigkeit und unterstützt so die Zellfunktionen. Sie ermöglicht die Produktion bestimmter Botenstoffe und hemmt Entzündungen. Diese spezielle Schutz-Omega-6-Fettsäure bildet der Körper aus Linolsäure, wie sie im Avocado-Öl vorkommt.

Achtung: Wer große Mengen gesättigter Fette (aus Butter, Sahne, Käse) und Transfette (aus Pommes, Croissants, Keksen) zu sich nimmt, verhärtet und versteift die Nervenzellen im Gehirn und behindert die Reizweiterleitung. Mit anderen Worten: Das Denken wird auf diese Weise leicht träge. Auch der Glukosestoffwechsel im Hippocampus, unserem Erinnerungszentrum, wird gestört. Das beeinträchtigt das Gedächtnis. Die Lösung: Mehr ungesättigte Fettsäuren essen. Einfach ungesättigte Fettsäuren – wie die Ölsäure aus der Avocado – fördern zudem die Durchblutung des Gehirns.

Toxine rechtzeitig weggespült, bevor sie Schaden anrichten können. Sollte eine Alzheimer Demenz bereits eingetreten sein, erhält Vitamin E die Alltagsfähigkeiten des Patienten länger aufrecht. Die Krankheit schreitet dann langsamer voran. Avocado-Öl liefert etwa 50 Prozent mehr Vitamin E als kalt gepresstes Raps- oder Olivenöl. Auch das Carnitin der Avocado kann die Symptome bei Alzheimer-Patienten lindern. Indem es Fettsäuren in die Kraftwerke der Zellen (Mitochondrien) transportiert, verbessert es die Energieversorgung der Gehirnzellen. Die Avocado liefert noch weitere kleine Helfer für unsere Denkzentrale: Vitamin B_1 und die Aminosäure Glycin fördern die Konzentration. Die Aminosäure Glutamin entsorgt giftiges Ammoniak, das durch den Stoffwechsel entsteht und sonst die Gehirnfunktionen beeinträchtigen würde. Auch auf diese Weise werden das Lang- und das Kurzzeitgedächtnis verbessert.

Nervennahrung: Avocado macht glücklich

Wer wünscht sich das nicht? Nerven wie Drahtseile, um der Hektik des Alltags besonnen zu begegnen und kleine Rückschläge besser verkraften zu können. Die Avocado gibt Ihnen das Rüstzeug, um kleine und größere Dramen souverän zu bewältigen. Sie liefert nämlich Baustoffe des Glückshormons Serotonin und des Beruhigungsbotenstoffs GABA.

GABA (Gamma-Aminobuttersäure) baut das Gehirn aus der Aminosäure Glutamin, die in der Avocado steckt. Wie eine Art Schleusenwärter hemmt GABA die Reizweiterleitung im Gehirn und besänftigt so aufgewühlte Nerven. Verschreibungspflichtige Beruhigungsmittel wie Valium oder Benzodiazepine entfalten ihre Wirkung, indem sie diesen Effekt von GABA verstärken. Avocado ist die sanftere Alternative. Steht dem Körper genügend Glutamin zur Verfügung, bleiben wir auch in Stresssituationen ausgeglichen und konzentriert. Weil Glutamin sonst hauptsächlich in tierischen Nahrungsmitteln vorkommt, sind auch hier Veganer mit dem Konsum von Avocados gut beraten.

Gleiches gilt für die Versorgung mit Vitamin B_6. Die Avocado enthält mehr Vitamin B_6 als fast jede andere Frucht. Ein Mangel an Vitamin B_6 macht aggressiv, depressiv und müde. Denn dieses Vitamin ist am Aufbau des Glücksbotenstoffs Serotonin beteiligt. Dieser

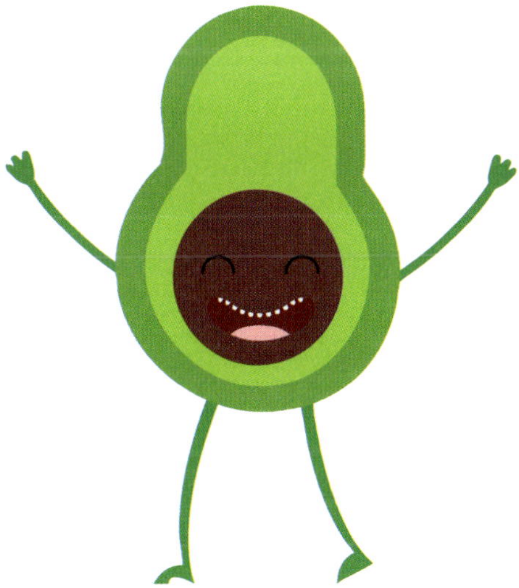

Botenstoff sorgt für Ruhe und Ausgeglichenheit, macht kreativ und lässt uns schnell denken. Bei einem Serotoninmangel treten wiederum Schlafstörungen auf. In Phasen seelischer Belastung brauchen wir mehr Vitamin B_6, um Reizbarkeit, Nervosität und Ängsten vorzubeugen oder diese zu lindern. Doch ausgerechnet um die Versorgung mit diesem Vitamin ist es nicht gut bestellt. 53 Prozent der Männer und 76 Prozent der Frauen nehmen nicht einmal das tägliche Minimum von 1,6 bis 1,8 mg zu sich. Wer hormonell verhütet, hat dazu noch einen erhöhten Bedarf.

Folsäure und das Vitamin B_6 aus der Avocado bauen zudem Homocystein im Körper ab, ein schädliches Zwischenprodukt des Stoffwechsels, das sonst die Produktion von Serotonin behindern kann. Achtung: Beim Kochen geht Vitamin B_6 teilweise durch Hitze und Kochwasser verloren. Auch deshalb ist es gut, die Avocado als rohen Vitaminlieferanten zu nutzen.

Das Tryptophan der Avocado ist ein weiterer Ausgangsstoff für die Synthese von Serotonin. In der ayurvedischen und traditionellen chinesischen Ernährungslehre wird Avocado als eine Art Feuerwehrlebensmittel bezeichnet – sie besänftigt das leicht entflammbare Gemüt. Auch indem sie Entzündungen hemmt, lässt sie den Serotoninspiegel steigen. Denn schwelende Entzündungen verbrauchen viel Tryptophan. Das steht dann nicht mehr für die Bildung von Serotonin zur Verfügung. Durch den regelmäßigen Verzehr von Avocados schlägt man also gleich zwei Fliegen mit einer Klappe.

Auch Carnitin dient als Stimmungsaufheller, wirkt chronischer Müdigkeit entgegen und erhöht unsere Stressresistenz. Aus der Aminosäure Phenylalanin in der Avocado baut unser Körper Gehirnbotenstoffe wie das Dopamin, das ebenfalls die Stimmung verbessert. Phenylalanin hat zudem eine schmerzlindernde Wirkung, indem es den Abbau schmerzhemmender Peptide im Gehirn verzögert, die wie ein körpereigenes, ungefährliches Opium wirken.

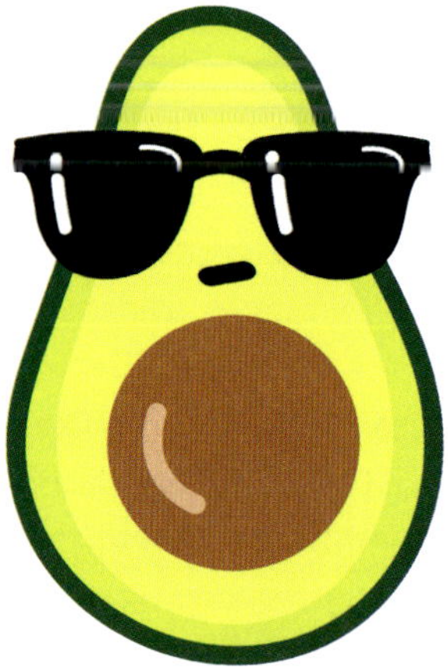

STRESSRESISTENT DANK WENIGER ZUCKER

Zu viel Zucker schmälert die Fähigkeit unseres Körpers, das Stresshormon Cortisol zu binden. Das heißt, Naschkatzen erholen sich weniger schnell von stressigen Situationen. Das dürften wohl viele von uns kennen: Denn im Durchschnitt essen Deutsche knapp über 100 Gramm Zucker pro Tag – das Doppelte von dem, was WHO und DGE raten. Das Perfide an der Situation: Cortisol im Blut bringt die Leber- und Muskelzellen dazu, auch noch den dort gespeicherten Zucker (Glykogen) freizusetzen. Nun wird das Blut von allen Seiten mit Zucker überschwemmt. Zu Urzeiten war das eine sinnvolle physiologische Reaktion, nämlich immer dann, wenn der Mensch vor einem Säbelzahntiger um sein Leben rennen musste. Dann wurde der Zucker auch wieder ganz schnell verbraucht. Doch heutzutage machen wir uns eher Sorgen im Sitzen. Der Körper reagiert immer noch genauso auf Stress wie früher, doch der erlösende Abbau des Zuckers bleibt aus. Er kursiert weiter im Blut – und mit ihm das Stresshormon Cortisol. Da helfen zwei Dinge: Bewegung und weniger Zucker in der Ernährung.

Figurwunder: Avocado hilft beim Abnehmen

Avocados hemmen den Appetit. Das zeigt eine Studie der Loma-Linda-Universität in Kalifornien. Bereits nach einer kleinen Menge fühlt man sich in den nächsten drei bis fünf Stunden um 40 Prozent satter, so das Ergebnis der kalifornischen Studie. Bereits eine halbe Avocado zum Mittagessen reicht, um die Gesamtkalorienaufnahme des Tages deutlich zu senken. Vor allem essen wir auf diese Weise weniger Kohlenhydrate. Der Blutzucker bleibt stabil, und es treten keine Heißhungerattacken auf. Der Gedanke an Snacks kommt so gar nicht erst auf.

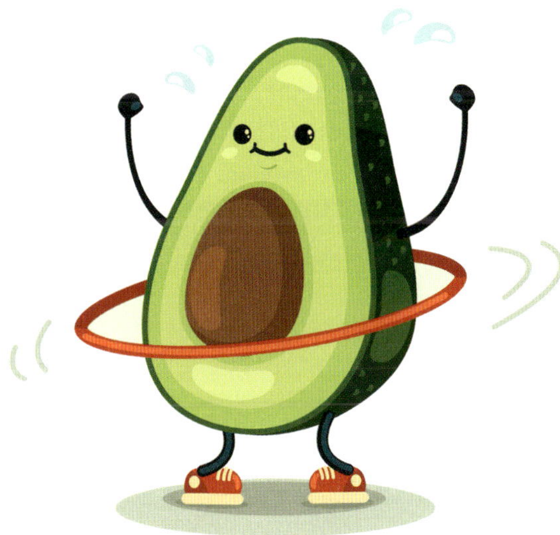

Doch Avocados fördern auch die Fettverbrennung – mithilfe des Vitamins D und des Carnitins. Die Avocado ist der beste pflanzliche Vitamin-D-Lieferant. Die einzige weitere gute pflanzliche Quelle sind frische Champignons, allerdings liefern diese nur etwa halb so viel wie Avocados. Kombinieren Sie Avocados mit fettreichem Fisch wie Lachs, um Ihre Vitamin-D-Zufuhr weiter zu optimieren. Fehlt Vitamin D, lagert der Körper eher Fett ein. Ein Grund, warum Abnehmen in den Wintermonaten oftmals so schwerfällt – handelt es sich doch bei Vitamin D um das sogenannte Sonnenvitamin, das unsere Haut bei Lichteinstrahlung selbst bildet. Dann reichen bereits 30 Minuten pro Tag im Freien, um bestens mit Vitamin D versorgt zu sein. Es sei denn, wir tragen Sonnencreme mit Lichtschutzfaktor 8 oder höher auf. Dann kann die Haut kein Vitamin D mehr bilden. Ein Grund, weshalb heutzutage so viele Menschen mit diesem Vitamin unterversorgt sind. Bei älteren Menschen lässt zudem die Fähigkeit, Vitamin D zu bilden, nach, sodass sie etwa ein Drittel weniger Sonnenvitamin herstellen als Jüngere. Deshalb ist eine Zufuhr aus der Nahrung für sie besonders wichtig.

Im Winter erreicht nicht genügend Licht unsere Haut. Selbst wenn wir uns viel im Freien aufhalten, ist der Winkel der einfallenden Sonnenstrahlen nicht steil genug, um die Vitamin-D-Produktion zu stimulieren. Vermutlich ist es ein urzeitlicher Reflex, dass der Körper in der dunklen Jahreszeit lieber an seinen Reserven festhält. Schließlich war Nahrung im Winter nicht immer leicht zu beschaffen. Wie Sie sehen, spielt beim Abnehmen nicht nur die Kalorienbilanz

BAUCHFETT ALS ENTZÜNDUNGSHERD

Die Röllchen in der Mitte sind leider nicht nur eine süße Energiereserve. Denn Bauchfett produziert Botenstoffe, sogenannte Zytokine, die sich in unseren Stoffwechsel, die Immunabwehr und sogar in das seelische Befinden einmischen. Sie fördern Entzündungen und erhöhen das Risiko für Diabetes oder Herz-Kreislauf-Erkrankungen, aber auch für Asthma und Depressionen. Die beste Methode, um diese Entzündungsbotenstoffe in Schach zu halten, wäre viel Bewegung. Das Problem: Durch die Zytokine fühlt man sich matt und antriebslos. Sie hemmen nämlich auch noch das Glückshormon Serotonin. Der Körper schont sich dann, als hätte er einen Infekt. Da wird es schwierig, überhaupt noch in Gang zu kommen. Deshalb ist es von Anfang an beim Abnehmen wichtig, auch seine Ernährungsweise zu ändern. Die Avocado hat einen entscheidenden Vorteil gegenüber einer reinen Kalorienreduktions- oder gar Saftdiät: Sie enthält viele Nährstoffe, die beim Entgiften helfen, denn in den Fettzellen werden Giftstoffe gespeichert. Mithilfe der Avocado können Sie diese ausscheiden (siehe Seite 39 ff.).

Als wäre das alles noch nicht genug, schüttet das Bauchfett auch noch weitere Stoffe aus, die den Appetit mit der Zeit immer weiter ansteigen lassen: Man verliert sein gesundes Sättigungsgefühl. Ein Teufelskreis? Nicht unbedingt, denn Sie können aussteigen. Indem Sie mehr Proteine und gesunde Fette essen und weniger Kohlenhydrate. Dadurch normalisiert sich der Stoffwechsel, Sie fühlen sich satt und energiegeladen und nehmen beinahe nebenbei ab – ohne zu hungern. Eine US-amerikanische Studie zeigt, dass Menschen, die regelmäßig Avocados essen, mehr Bauchfett verlieren als Menschen mit ansonsten vergleichbarer Diät. Kombinieren Sie die Avocado am besten mit Eiweißquellen wie Milchprodukten, Fisch, Eiern und Hülsenfrüchten oder hin und wieder mageres Fleisch.

eine Rolle. Wir müssen unserem Körper auch das nötige Rüstzeug dafür geben. Vitamin D hemmt darüber hinaus chronische Entzündungen, wie sie zum Beispiel durch zu viel Bauchfett ausgelöst werden können (siehe Kasten). Es hilft auch, die Schilddrüsenfunktion zu normalisieren, sollte sie aus dem Takt geraten sein. Eine gute Vitamin-D-Versorgung reduziert das Risiko für Schilddrüsenprobleme um 25 Prozent.

Die Aminosäurenverbindung Carnitin aus der Avocado kurbelt die Fettverbrennung in der Leber an, indem sie dazu beiträgt, die Fette in die Brennöfen der Zellen – die Mitochondrien – zu transportieren. Avocado ist die einzige nennenswerte pflanzliche Carnitinquelle. Ansonsten steckt dieser vitaminähnliche Stoff vor allem in Fleisch und Milchprodukten. Wer nur schwer an Gewicht verliert und noch dazu häufig müde ist, der sollte eine Avocadokur in Betracht ziehen.

Denn wer ausreichend mit Carnitin versorgt ist, kann leichter Energie aus Fett gewinnen – diese Substanz gibt Kraft, statt anzusetzen. Während einer Diät hält Carnitin den Stoffwechsel weiter in Schwung und beschleunigt den Gewichtsverlust. Zur Fettverbrennung benötigt unser Körper außerdem die Aminosäuren Leucin und Lysin. Beide stellt die Avocado reichlich zur Verfügung. Bei einem Mangel an diesen Aminosäuren würde es zu einem Abbau der Muskulatur kommen – auch des Herzens. Carnitin beugt dem zusätzlich vor. Nutzen Sie deshalb die Kraft der Avocado.

BITTE KEIN EXTREMISMUS!

Warum dieses Buch nicht für eine ketogene Ernährung plädiert

Mal abgesehen davon, dass eine Ernährung ganz ohne Kohlenhydrate wohl beinahe jedes Familienbudget schnell sprengen und außerdem für schlechte Laune sorgen würde: Kohlenhydrate aus Vollkornprodukten haben auch wertvolle Vitamine und Mineralstoffe im Schlepptau. Meiden Sie einfach weitgehend Weißmehl, polierten Reis und Co., kombinieren Sie Kohlenhydrate immer mit Eiweiß und guten Fetten und heben Sie sich Süßigkeiten und Desserts für besondere Anlässe auf. Damit schonen Sie Ihren Körper schon weitreichend. Übrigens: Die echte ketogene Diät, die dazu führen soll, dass quasi nur noch Fett verbrannt wird, kalkuliert mit maximal 50 g Kohlenhydraten pro Tag. Das hält wohl kaum einer lange durch. Brauchen Sie aber zum Glück auch gar nicht. »Alles in Maßen« ist wohl einer der wichtigsten Leitsprüche bei der gesunden Ernährung.

Kraft für den Körper: Avocado macht Muskeln

Sie sind nicht so der Fitnessstudiotyp, Muskeln sind etwas für Angeber? Nicht nur! Natürlich braucht man es nicht zu übertreiben. Aber wussten Sie, dass Muskeln nicht nur knackig aussehen, sondern auch eine kleine Hormonfabrik sind? Tatsächlich wird hier zum Beispiel das Wachstumshormon HGH hergestellt. Das macht schlank und gibt inneren Antrieb. Andere hormonähnliche Substanzen aus den Muskeln, sogenannte Myokine, wirken Übergewicht, Diabetes, Depression und Alzheimer entgegen. Muskeln sind also ein perfektes Gesundheits- und Anti-Aging-Mittel. Doch damit der Körper überhaupt Muskeln aufbauen kann, die dann auch optimal funktionieren, braucht er wieder ganz bestimmte Nährstoffe – die auch die Avocado liefert.

Damit der Körper Eiweiß in unsere Muskulatur einbauen kann, benötigt er Vitamin B_6. Weil dieses auch die Bildung von Hämoglobin und damit den Sauerstofftransport im Blut unterstützt, macht es gleichzeitig leistungsfähiger. Zudem verbessert Vitamin B_6 die Wirkung von Kalzium, Magnesium und Zink, sodass Sie noch besser Muskeln aufbauen können. Auch verschiedene Aminosäuren der Avocado helfen dabei. Sie tragen die klangvollen Namen Arginin, Threonin, Valin, Leucin und Isoleucin. Mangelt es an diesen Aminosäuren, wird Muskulatur abgebaut. In Zeiten von erhöhtem Stress, bei Verletzungen oder nach einer OP ist der Bedarf an diesen essenziellen Aminosäuren deutlich erhöht. Gönnen Sie sich in solchen Phasen ganz bewusst aufbauendes gutes Essen inklusive einer Avocado pro Tag.

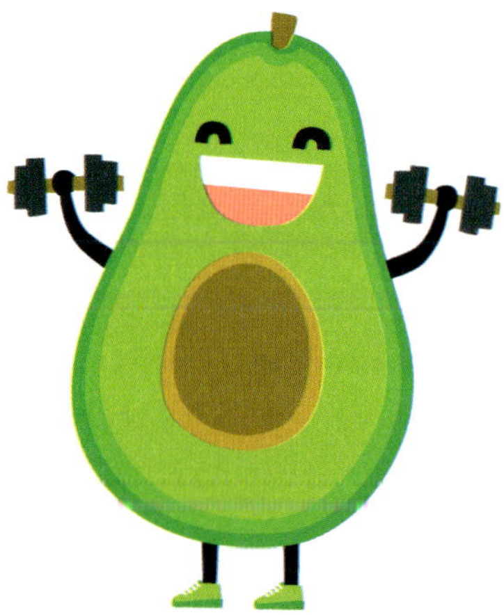

Interessant für Ausdauersportler: Weil das Carnitin der Avocado die Energiegewinnung aus Fett fördert, werden die Glykogenreserven geschont. So halten Sie beim Laufen, Schwimmen oder Radfahren länger durch. Gleichzeitig senkt Carnitin die Produktion freier Radikale bei intensiver körperlicher Belastung. Das bedeutet: weniger Muskelkater, weniger Muskelschäden. Untrainierte, die nach langer Zeit wieder mit dem Sport anfangen, können diese Phase weniger schmerzhaft gestalten, wenn sie regelmäßig Avocado essen.

Einen überraschenden sportlichen Helfer liefert das Öl der Avocado mit dem pflanzlichen Squalen. Dieses Lipid liefert unseren Zellen eine Extradosis Sauerstoff, indem es ihren aeroben Stoffwechsel verbessert. Das macht sich durch mehr Kraft, Vitalität und Ausdauer bemerkbar. Squalen beugt ebenfalls einer Azidose vor, sodass längere und intensivere sportliche Leistungen ohne Muskelschmerzen möglich werden.

Ein Riegel vor dem Zucker: Avocado-Öl schützt vor Diabetes

Rund sechs Millionen Menschen in Deutschland sind Diabetiker. Die meisten von ihnen haben den Typ 2 – also den ernährungsbedingten Diabetes. Die gute Nachricht: Dieser Zustand kann wieder rückgängig gemacht werden, sofern die Bauchspeicheldrüse noch nicht zu sehr geschädigt ist. Mit der richtigen Ernährung werden häufig sogar Medikamente wieder überflüssig. Zu viel Zucker und wenig Bewegung sind die Hauptursachen von Diabetes Typ 2. Der Körper schüttet dann so viel von dem blutzuckersenkenden Hormon Insulin aus, dass die Zellen irgendwann dagegen abstumpfen. Normalerweise schließt Insulin wie ein Schlüssel die Tore der Zellen auf, sodass sie den Zucker aus dem Blut aufnehmen. Werden sie aber ständig überreizt, bleiben die Türen geschlossen. Der Zucker kursiert weiter im Blut und schadet dabei Blutgefäßen und Organen. Typische Spätfolgen sind dann Nieren-, Nerven- und Sexualstörungen. Auch die Augen können leiden – bis zur Erblindung, wenn der Blutzucker dann nicht medikamentös eingestellt wird.

Doch der Prozess beginnt lange bevor die Diagnose Diabetes gestellt wird. Bis zu zehn Jahre lang kann sich die Krankheit schleichend entwickeln und führt zu einem verhängnisvollen Teufelskreis: Denn bei einer Insulinresistenz beginnt der Körper, sich selbst zu mästen. Zuerst pumpt die Bauchspeicheldrüse immer mehr Insulin in den Kreislauf. Das allerdings führt dazu, dass der Fettstoffwechsel ruht – weil ja Kohlenhydrate verbrannt werden sollen. Der Betroffene speichert also das Fett und nimmt immer weiter zu. Vor allem das Bauchfett verschlimmert dann aber noch die Insulinresistenz. Die Bauchspeicheldrüse pumpt und pumpt und pumpt – bis sie irgendwann erschöpft zusammenbricht und den Dienst versagt. Bauchspeicheldrüsen-Burn-out sozusagen.

Die Avocado trägt dazu bei, die Insulinsensitivität wieder zu verbessern. Ihre ungesättigten Fette machen schnell und lange satt, erhöhen aber den Blutzuckerspiegel kaum, ergo wird viel weniger Insulin ausgeschüttet. Für Betroffene gut zu wissen: Die Avocado hat einen niedrigen glykämischen Index und nur 0,05 Broteinheiten (BE) pro 100 Gramm. Erholungspause für den Körper.

Avocados zu essen schont die Bauchspeicheldrüse, weil sie insgesamt weniger Insulin produzieren muss. Das liegt nicht nur daran, dass sie kaum Zucker enthält. Auch wenn sie regelmäßig mit Kohlenhydraten wie Nudeln oder Brot kombiniert wird, beeinflusst sie den Blutzuckerspiegel positiv. Es ist nämlich wesentlich leichter für das Insulin, an die Zellen anzudocken, wenn in den Zellwänden mehr flüssige, durchlässige, ungesättigte Fette wie aus dem Avocado-Öl stecken. Deutlich schwerer hat es das Insulin, wenn viele gesättigte Fettsäuren die Zellwand versteifen. Allein deshalb muss die Bauchspeicheldrüse dann mehr ackern und mehr Insulin ausschütten, um dasselbe Ziel zu erreichen. In einer Studie mit 35.000 Frauen ging das Diabetesrisiko bei denjenigen, die viele ungesättigte Fettsäuren verzehrten, allein durch diese Maßnahme um 20 Prozent zurück.

Die Wirkung des Insulins wird durch die Aminosäure Arginin aus der Avocado unterstützt: Sie hilft, einen normalen Zuckerspiegel im Blut zu erhalten. Zudem hindert sie die Blutplättchen am Verklumpen und verbessert so den Blutfluss, was vor allem bei diabetesbedingten Beschwerden an Augen und Nieren wichtig ist. Diabetiker sollten die Avocado öfter mit Tomaten kombinieren. Die liefern die sogenannte Liponsäure, die zusammen mit Vitamin B_5 kribbelnde Missempfindungen an Händen und Füßen lindert und die Nerven vor weiteren Schäden schützt. Auch weil die Avocado schlaffördernd wirkt, hilft sie, die Diabetesgefahr zu bannen. Denn Schlafmangel macht unsensibel gegenüber Insulin. Ausreichend Schlaf bringt diesen Effekt wieder ins Lot. Mit 29 mg Magnesium (dem »Salz der Ruhe«) pro 100 g Avocado lässt uns diese Frucht tief schlummern und schöner träumen – wir schrecken also auch seltener wegen Albträumen aus unserer Nachtruhe hoch. Das alles hilft, die Zuckerverwertung unseres Körpers zu optimieren. Und mit der Zeit springt dann auch die Fettverbrennung wieder an.

Wie geschmiert: Gesunde Knochen und Gelenke dank Avocado

Besonders für Frauen ab den Wechseljahren ist der knochenaufbauende Effekt der Avocado von großer Bedeutung. Denn aufgrund der hormonellen Veränderungen wird der weibliche Körper anfälliger für Osteoporose. Kalzium, zum Beispiel aus Käse und Kohl, wirkt dem entgegen. Die Avocado selbst ist nur ein kleiner Kalziumlieferant. Dafür liefert sie alle Stoffe, die gebraucht werden, damit das Kalzium auch tatsächlich in die Knochen eingebaut werden kann. Ihr Gehalt an Vitamin D und Vitamin K ist herausragend. Damit schleust sie das Kalzium direkt in die Knochen. Auch ihre Palmitinsäure hilft dabei – ebenso beim Einbau von Magnesium, einem weiteren wichtigen Knochenbestandteil, den die Avocado praktischerweise gleich mitliefert. Die Aminosäure Threonin aus der Avocado unterstützt darüber hinaus die Regeneration von Knochen und Knorpel. Auch wenn die Gelenke bereits knirschen, verschafft die Avocado Linderung. Sie enthält organischen

Schwefel, der Schmerzen lindert, indem er die Schmerzweiterleitung in den Nervenfasern unterdrückt. Das wirkt auch

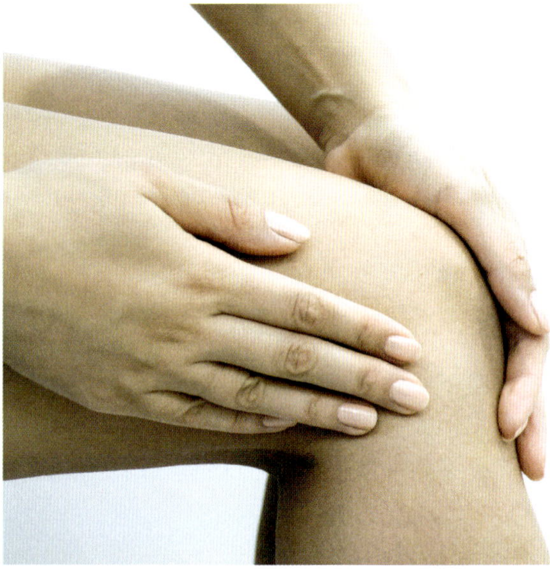

der Ausbildung eines Schmerzgedächtnisses entgegen. Bei einem Schmerzgedächtnis sind die schmerzleitenden Nerven so sehr daran gewöhnt, Signale abzufeuern, dass sie gar nicht mehr damit aufhören – selbst wenn die ursprüngliche Ursache längst behoben ist. Um Missverständnissen vorzubeugen: Der organische Schwefel – sein offizieller Name lautet Methylsulfonylmethan, kurz MSM – ist vollkommen ungiftig und mit dem Schwefeldioxid aus Industrie-Emissionen oder der Schwefelsäure zur Behandlung von Wein und Essig nicht vergleichbar. Eine wichtige Information für Schmerzpatienten: Nichtsteroidale Antirheumatika und Schmerzmittel wie ASS, Ibuprofen und Diclofenac senken bei abendlicher Einnahme den schlaffördernden Melatoninspiegel. Diesen Effekt können Sie durch tryptophanhaltige Lebensmittel wie die Avocado abmildern.

Entgiftung: Hilfe und Regeneration für die Leber

Die Leber ist das fleißigste Organ unseres Körpers. Sie ist zwar nur 1,5 kg schwer, beansprucht aber mit 26 Prozent rund ein Viertel unseres gesamten Energieumsatzes. Zum Vergleich: Das Gehirn verbraucht etwa 18 Prozent, das Herz ungefähr neun Prozent. Wozu braucht die Leber so viel Energie? Ganz einfach: Sie schuftet rund um die Uhr, und zwar als Schwerstarbeiter. Jede Sekunde laufen hier chemische Reaktionen ab. Fette, Kohlenhydrate und Eiweiße aus der Nahrung werden umgewandelt und nutzbar gemacht. Daneben bildet die Leber Gallensäure für die Verdauung. Doch ganz besonders im Mittelpunkt der Aufmerksamkeit steht heutzutage ihre Entgiftungsfunktion. Denn neben den ganz normalen Stoffwechselprodukten muss die Leber tagtäglich mit einem ganzen Giftcocktail fertigwerden – selbst wenn wir gar keinen Alkohol trinken. Denn unsere Nahrungsmittel sind vielfach stark gespritzt, sie enthalten teilweise Schwermetalle aus belasteten Böden, über die Lunge kommen Blei und Kadmium aus Abgasen oder Zigarettenrauch in unseren Körper. Die Avocado liefert unterstützende und schützende Stoffe, die der Leber ihre Arbeit erleichtern. Sie hilft dem Organ sogar, sich zu regenerieren, wenn eine Entzündung – eine sogenannte Hepatitis – vorliegt.

Das Powerpaket für die Leber besteht aus Glutathion, organischem Schwefel, Lezithin, Tryptophan und Chlorophyll. Glutathion schützt die Leber vor den schädlichen Effekten von Alkohol, indem es die toxische Wirkung seines Abbauprodukts Acetaldehyd aufhebt. Aber auch der toxische Effekt von Bakteriengiften und Schwermetallen wird abgemildert. Je mehr Ihr Körper Belastungen wie zum Beispiel Zigarettenrauch, Alkohol, Fertiggerichten und Fast Food ausgesetzt ist, desto mehr sollten Sie auf eine gute Glutathion-Versorgung achten.

Achtung: Ab dem 40. Lebensjahr sinkt der Glutationspiegel oft drastisch, wie Dr. Udo Böhm, Präsident des Forums Orthomolekulare Medizin, betont. Zuvor produziert der Körper selbst eine recht konstante Menge. Das Problem:

Fällt der Glutathionspiegel ab, können sich Gifte im Körper ansammeln, für deren Ausscheidung wir dann eigentlich noch mehr Glutathion bräuchten. In der Folge sterben Zellen ab, Krankheiten können entstehen. Aus diesem Teufelskreis der schleichenden Vergiftung können Sie aussteigen. Kombinieren Sie Ihre Avocados mit selenreichen Lebensmitteln wie Paranüssen, Hülsenfrüchten, Fisch oder magerem Fleisch. Denn Selen bildet zusammen mit Gluthation das entgiftende und schützende Enzym Glutathionperoxidase. Das Vitamin B_6, das für die Glutathionproduktion ebenfalls unabdingbar ist, liefert die Avocado selbst.

Organischer Schwefel, der Vorläufer des Glutathions, ist ebenfalls in der Avocado enthalten. Er bindet Schadstoffe, die dann mit dem Urin ausgeschieden werden – sogar Schwermetalle wie Blei, Quecksilber oder Kadmium. Fehlt dieser natürliche Schwefel, können Umweltgifte dieser Art nicht ausgeschieden werden und werden im Fettgewebe gelagert. Je stärker die Giftbelastung, desto eher speichert der Körper Fett, um seine Organe zu schützen. Denn nicht gebundene Gifte beschleunigen den Alterungsprozess und leisten chronischen Krankheiten Vorschub. Organischer Schwefel (MSM) passiert leicht die Blut-Hirn-Schranke und trägt so auch zu einem wirksamen Schutz der Nervenzellen bei.

Weitere Entgiftungshelfer aus der Avocado sind Mangan, Arginin, Carnitin, Vitamin B_6, Beta-Carotin und Vitamin C. Das Hormon Melatonin, das der Körper aus dem Tryptophan der Avocado bildet, schützt die Leber zudem vor Aflatoxin, dem Gift der Schimmelpilze. Chlorophyll, der grüne Farbstoff der Avocado, bindet Schwermetalle wie Blei, sodass sie über den Darm ausgeleitet werden können. Wichtig zu wissen: Die Böden in unseren Städten sind aufgrund früherer Autoabgase teilweise stark mit Blei belastet; das kann auch für den Sand auf Kinderspielplätzen gelten, sofern er nicht komplett ausgetauscht wurde. Dies bedeutet, dass bereits Babys und Kleinkinder eine Ladung Blei abbekommen können, selbst wenn ihre Eltern die Trinkwasserleitungen haben überprüfen lassen. Achten Sie bei Ihrer Familie auf eine gute Chlorophyllversorgung – mit Avocado, aber auch mit anderen grünen Gemüsearten. Selbst die hochtoxischen Effekte von Dioxin kann Chlorophyll ein Stück weit abmildern, indem es dessen Resorption behindert und die Ausscheidung fördert.

Doch die offensichtlichen Schadstoffe sind nicht das Einzige, was unserer Leber zusetzt. Tatsächlich können wir ihr schon allein mit unserer täglichen Ernährung schaden. Leberfeind Nr. 1 ist dabei Zucker – und sein enger Verwandter, das Weißmehl. Auch wer sich ganz fettarm ernährt, kann sich mit diesen leeren Kohlenhydraten eine Fettleber anfuttern. Denn Zucker und Weißmehl liefern keinerlei Vitalstoffe für ihre Umwandlung. Um sie trotzdem in den Griff zu bekommen, zieht der Körper die notwendigen Stoffe aus seinen Reserven. Sind die aber irgendwann erschöpft, kann der Kohlenhydratstoffwechsel nicht mehr richtig ablaufen. Dann entstehen Zwischenprodukte wie die Brenztraubensäure, die über Fehlwege des Stoffwechsels unter anderem in Cholesterin umgewandelt wird. Die Überversorgung mit leeren Kohlenhydraten verursacht hierzulande mehr Leberschäden als Alkohol. Das ist der Grund, warum sogar totale Abstinenzler eine Fettleber bekommen können. Ein typisches Warnsignal dafür: eine bleierne Müdigkeit, die sich nie zu verflüchtigen scheint. Die gute Nachricht: Eine Fettleber kann sich wieder erholen, wenn Sie Kohlenhydrate reduzieren und dafür mehr Eiweiß und Gemüse essen – und Avocado-Öl verwenden.

Das Avocado-Öl liefert wertvolles Lezithin, das die Regeneration der Leber fördert und ihre Heilung beschleunigt, selbst wenn sie schon entzündet ist. Spätestens dann ist es ganz wichtig, gegenzusteuern. Denn eine Entzündung kann über einen längeren Zeitraum zu Vernarbungen führen. Daraus kann eine sogenannte Zirrhose entstehen – die Leber verhärtet, schrumpft und funktioniert nicht mehr richtig. Das wiederum erhöht das Risiko für Leberkrebs.

So weit muss es nicht kommen. Durch eine rechtzeitige Umstellung der Lebensgewohnheiten kann sich die Leber wieder vollständig erholen, solange es noch nicht zu einer Zirrhose gekommen ist. Verzichten Sie bei einer Fettleber unbedingt auf Alkohol und Zucker, schränken Sie Ihren Kohlenhydratkonsum ein und essen Sie nur Getreide aus vollem Korn. Verwenden Sie zudem Avocado-Öl, denn die Leber benötigt Lezithin für den Fettstoffwechsel. Lezithin verhindert also auch, dass sich Fett in den Leberzellen anhäuft und dort ihre Funktion stört.

Da die Leber nur eine geringe Menge Lezithin selbst herstellen kann, sind wir auf eine ausreichende Versorgung von außen angewiesen. Gut zu wissen: Wer regelmäßig ein Feierabendbier oder ein Glas Wein zum Essen trinkt, der hat einen erhöhten Lezithinbedarf. Verkürzt und zusammenfassend gesagt, erhöht ein Lezithinmangel das Risiko, an Leberkrebs zu erkranken. Avocado-Öl beugt dem vor, indem es verhindert, dass sich ein Übermaß an Fett in der Leber anlagert. So kann das Organ seinen wichtigen Funktionen in Ruhe nachkommen.

Heilkraft: Avocado fördert die Immunabwehr

Wer regelmäßig Avocado isst, den haut nichts mehr so schnell um – denn die Wunderfrucht stärkt die Infektabwehr, und zwar auf ganzer Ebene. Sie enthält Spezialstoffe wie das entzündungshemmende Avocaden und den Aminosäurekomplex PaDef. Der unterstützt als sogenanntes Defensin die körpereigene Immunantwort. Ein Joker in der Abwehr sozusagen. Und dieser Joker ist so stark, dass er sogar multiresistente Keime an die Wand spielt. Solche Bakterien sammeln wir bevorzugt im Krankenhaus ein. Die sogenannten MRSA (methicillinresistente *Staphylococcus aureus*) können Wunden derartig infizieren, dass sie monatelang nicht heilen, oder auch eine Lungenentzündung auslösen. Gegen sie können klassische Antibiotika kaum mehr etwas ausrichten. Es gibt zwar glücklicherweise noch Reserve-Antibiotika, die nur zu diesem Zweck eingesetzt werden. Aber Sie können die Behandlung sinnvoll unterstützen, indem Sie Avocados essen. Denn das PaDef der Avocado hemmt die Vermehrung und Aktivität der Bakterien. So sind Sie im Falle eines Falles schneller wieder auf dem Damm.

Das Lipid Squalen im Avocado-Öl verbessert außerdem die Funktion unserer Makrophagen – jener Fresszellen, die im Körper zwischen Freund und Feind unterscheiden und unerwünschte Bakterien und Viren entsorgen. Die weißen Blutkörperchen, die Antikörper produzieren, snacken indes am liebsten Glutamin. Avocado liefert ihnen diese Aminosäure und macht sie so fit für den Kampf. Wer gerade eine Infektion durchmacht oder unter starkem Stress steht, hat einen erhöhten Bedarf an Glutamin. Ohne diese Aminosäure lahmt das Immunsystem – der Infekt zieht sich in die Länge.

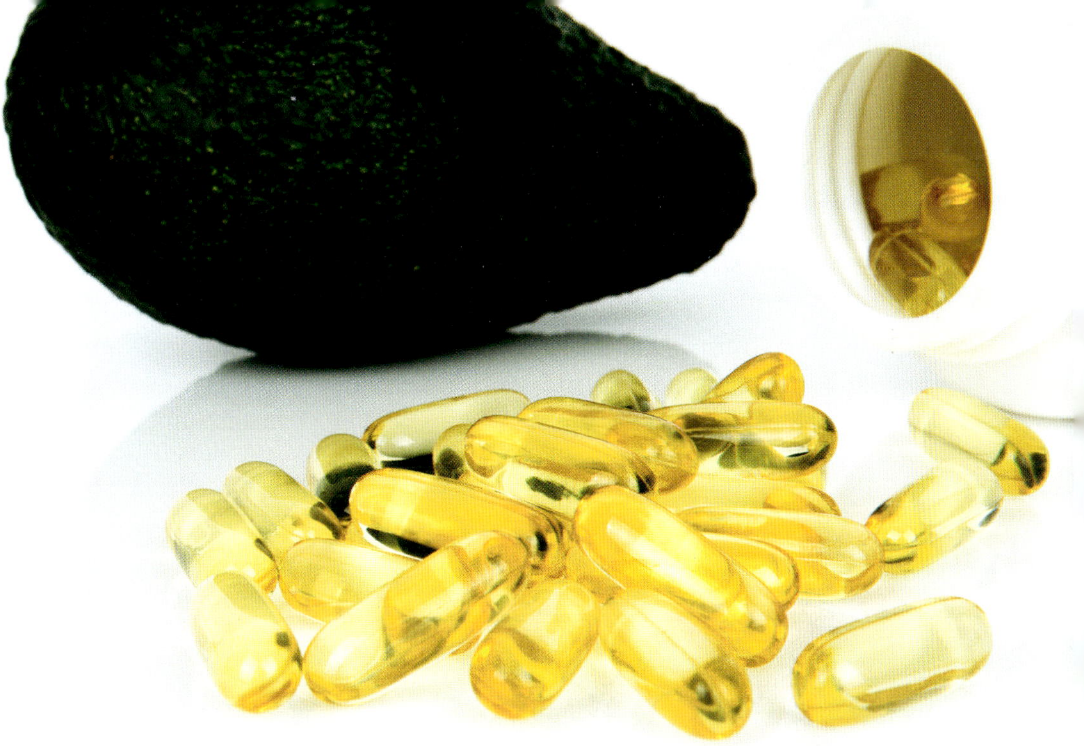

Achtung: Körperliche und psychische Belastungen verbrauchen Glutamin. Das ist einer der Gründe, warum wir nach Stressphasen infektanfälliger werden.

Vitamin B_6 sorgt dafür, dass sich die Immunzellen bei einem Infekt schnell vermehren können. Manchmal verhundertfachen sie sich binnen weniger Stunden. Besonders sehr schlanke Frauen, die hormonell verhüten, leiden oft unter einem Vitamin-B_6-Mangel, aber auch Alkoholkonsum oder fortschreitendes Alter tragen dazu bei. Bei einem ausgeprägten und anhaltenden Vitamin-B_6-Mangel verkleinert sich sogar die Thymusdrüse – das Zentrum unseres Immunsystems. Steuern Sie rechtzeitig mit Vitamin-B_6-Lieferanten wie der Avocado dagegen.

Auch die Aminosäuren Threonin und Arginin aus der Avocado erhalten die Thymusdrüse, in der die weißen Blutkörperchen reifen, gesund. Saponine stimulieren die natürlichen Killerzellen und verstärken insgesamt wie ein Katalysator die Immunantwort. Glutathion macht ein schlagkräftiges Immunsystem überhaupt erst möglich. Und über das Tryptophan bildet der Körper Melatonin, das bei starken Infektionen die Regenerationsfähigkeit deutlich erhöht.

Auch Vitamin D und Zink sind unverzichtbar für die Immunantwort – von beidem hat die Avocado viel in petto. Vitamin D aktiviert die Immunzellen bei Infektionen. Zink verkürzt die Dauer einer Infektion und mildert die Symptome. Auch die Wahrscheinlichkeit, sich überhaupt zu erkälten, sinkt um etwa ein Drittel, wenn wir gut damit versorgt sind. Tipp: Geben Sie ein wenig Sesam über die Avocado, um die Zinkversorgung noch weiter zu verbessern.

Anti-Krebs-Apotheke: Avocado liefert wichtigen Schutz

Die Avocado hemmt das Wachstum von Tumorzellen und treibt sie in den Selbstmord. Grund sind gleich mehrere spezielle Anti-Krebs-Stoffe, die Forscher jüngst entdeckt haben und die in diesem wirkungsvollen Mix nur in der Avocado vorkommen.

Da wären zum einen die sogenannten Acetogenine. Diese Pflanzenstoffe hemmen den Stoffwechsel von Krebszellen, sodass sie sich nicht weiter vermehren oder gar metastasieren können. Ein schützender Effekt von Acetogeninen wurde bisher gegen folgende Krebsarten nachgewiesen: Mundhöhlen- und Rachenkrebs, Brust-, Gebärmutter- und Darmkrebs.

Ein besonderes Fett der Avocado, das Avocatin B, wirkt spezifisch gegen aggressiven Blutkrebs, die sogenannte akute myeloische Leukämie (AML). Bisher gab es kaum Möglichkeiten, diese heimtückische Krebsart zu stoppen. Doch das Avocatin B setzt direkt an den Leukämiestammzellen an und scheint so auch Rückfällen vorzubeugen. Aktuell laufen klinische Studien, die zeigen sollen, ob und wie das Avocatin B als Medikament eingesetzt werden kann.

Das Lipid Squalen im Avocado-Öl ist ein wirkungsvolles Antioxidans, das Mutationen der DNA vorbeugt. Speziell das sogenannte ras-Onkogen wird vor Mutationen geschützt, und das spielt immerhin bei 20 bis 30 Prozent aller Krebserkrankungen eine Rolle. Das ras-Onkogen kontrolliert das Zellwachstum. Mutiert es, kann das zu permanenten Wachstumssignalen an die Zelle führen. Avocado-Öl hilft, dem vorzubeugen.

Squalen ist zudem ein starker Entgifter: Es bindet fettlösliche Giftstoffe, die der Körper viel schwerer entsorgen kann als wasserlösliche, und bringt sie über den Darm zur Ausscheidung. Hierzu gehören zum Beispiel leuchtend gelbe und rote Azofarbstoffe, die unseren Lebensmitteln zugesetzt werden, obwohl sie im dringenden Verdacht stehen, stark krebsauslösend zu sein. Auch polychlorierte Biphenyle (PCB), ein billiger, aber offiziell krebserregender Baustoff, sind fettlöslich. Zwar ist ihre Neuverwendung in Deutschland mittlerweile verboten, doch in zahlreichen öffentlichen Gebäuden wie Kindergärten, Schulen und Universitäten dunsten sie immer noch aus Fugen und Farben aus und belasten so in teilweise bedenklichem Ausmaß die Raumluft. Das sind weitere Gründe, die dafür sprechen, unsere körpereigene Entgiftungskapazität so weit wie möglich zu erhöhen.

Wie ein natürliches Krebsmedikament wirkt das Persin der Avocado. Die Pflanze bildet diesen Stoff aus, um sich vor Fraßfeinden wie Pilzen und Insekten zu schützen – das macht allerdings die Avocado auch für einige Tierarten ungenießbar. Für uns Menschen ist das Persin vollkommen unbedenklich. Mehr noch: Im Falle von Brustkrebs wurde nachgewiesen, dass Persin wie das Chemotherapeutikum Paclitaxel wirkt. Beide ballen die Brustkrebszellen so zusammen, dass sie sich nicht mehr teilen können.

Auch der Rest der Anti-Krebs-Apotheke aus der Avocado kann sich sehen lassen. So fördert ihr Carnitin zum Beispiel nicht nur die Fettverbrennung und den Muskelaufbau. Es ist zugleich ein wichtiges Antioxidans, das die Membranen unserer Zellen stabilisiert und Tumorzellen in den Selbstmord (Apoptose) treiben kann. Arginin hemmt das Wachstum eines Tumors, indem es das Immunsystem zur Abwehr krebsfördernder Stoffe anregt.

Glutathion macht eine Vielzahl krebserregender Stoffe unschädlich – als Superantioxidans und als Bestandteil von entgiftenden Enzymen. Der organische Schwefel hilft, beschädigtes Erbgut zu reparieren. Vitamin D verhindert, dass abnormale Zellen sich unkontrolliert vermehren, und fördert stattdessen das Wachstum gesunder und funktionstüchtiger Zellen. Auch die Flavonole des Avocadokerns hemmen das Wachstum von Tumoren. Am besten wenden Sie ihn kurmäßig in Form eines selbst gemachten Pulvers an (Anleitung auf Seite 68).

Tryptophan aus der Avocado fördert die Melatoninproduktion. Das Entspannungshormon lässt uns tief und fest schlummern – wobei der Körper ungestört seine 100 Billionen Zellen reparieren und erneuern kann. Darüber hinaus reguliert Melatonin aber auch einige Geschlechtshormone, die an der Entstehung von Brust-, Eierstock- und Prostatakrebs beteiligt sein können. Zudem blockiert es den Stoffwechsel der Tumorzellen und mildert den schädlichen Effekt von Alkohol auf die Zellen der Brust und der Gebärmutter. Ein niedriger Melatoninspiegel führt auf Dauer zu einem erhöhten Risiko für hormonabhängige Krebsarten. Achten Sie deshalb auf einen gesunden Tag-Nacht-Rhythmus und dunkeln Sie nachts Ihr Schlafzimmer gut ab. Das hilft dem Körper, Melatonin zu produzieren. Allerdings kann er das nur, wenn er auch den Ausgangsstoff dazu hat: Tryptophan, zum Beispiel aus Avocado, Spinat, Nüssen oder Sonnenblumenkernen.

Spezielle sekundäre Pflanzenstoffe in der Avocado, die sogenannten Saponine, schützen unseren Darm vor Krebs. Sie hemmen schädliche Bakterien, binden Gallensäuren und unterdrücken

WEG MIT DEM ZUCKER: NEHMEN SIE DEM KREBS DEN TREIBSTOFF

Wurde eine Krebserkrankung bei Ihnen festgestellt, schränken Sie unbedingt Ihren Zucker- und Weißmehlkonsum ein, lassen Sie beides am besten ganz weg. Denn Zucker ist der wichtigste Treibstoff für den Motor der Krebszellen. Sie vergären ihn so, dass umliegendes Gewebe zerstört und die Immunabwehr lahmgelegt wird. Auf diese Weise können sich Tumorzellen ausbreiten. Mit der so produzierten Milchsäure bauen sie sich sogar einen Schutzschild gegen Chemo- oder Strahlentherapie. Krebszellen verbrauchen 20 bis 30 Prozent mehr Zucker als normale Zellen. Wenn Sie sie aushungern, kann auch die Chemo- und Strahlentherapie besser wirken. Ersetzen Sie also möglichst viel Brot, Reis und Nudeln durch Eiweiß und gesunde Fette wie beispielsweise Avocado-Öl. Denn mit Fett können Krebszellen gar nichts anfangen – unsere gesunden Zellen dagegen schon! Bekommen die Krebszellen keinen Zucker, produzieren sie keine Milchsäure – der Schutzwall der Krebszelle wird durchbrochen.

das Wachstum von Tumorzellen. Da die Avocado reichlich Ballaststoffe enthält, beugt sie Verstopfung vor und senkt auch auf diese Weise das Darmkrebsrisiko. Der grüne Farbstoff Chlorophyll schützt die Darmschleimhaut vor unerwünschten Einflüssen und Wucherungen.

Eine Analyse von über 206 Studien zeigt, dass der Verzehr von grüner Rohkost das Krebsrisiko deutlich senkt. Das gilt für alle Krebsarten. Ernennen Sie deshalb grüne Gemüse und Früchte zum Grundnahrungsmittel und essen Sie jeden Tag etwas in dieser Farbe! Kombinieren Sie zum Beispiel dunkelgrünes Blattgemüse wie Feldsalat oder jungen Spinat mit Avocado (siehe Rezepte). Das schmeckt nicht nur köstlich, sondern liefert Ihnen auch jede Menge krebsvorbeugendes Chlorophyll.

Wieder im Lot: Sanfte Heilung für den Darm

Schon wieder ein Magen-Darm-Infekt? Die Avocado sorgt dafür, dass er schneller abheilt und so schnell nicht wiederkommt. Denn die Avocado enthält antimikrobielle Verbindungen, die gegen den Keim *Escherichia coli (E. coli)* wirken. *E. coli* ist ein meist friedlicher Bewohner unserer Darmflora. Allerdings gibt es auch aggressive Vertreter, die Giftstoffe ausscheiden und so wässrigen Durchfall auslösen. Übelkeit, Erbrechen und Bauchschmerzen können dann hinzukommen. Die Avocado bringt die Darmflora schnell wieder in ihr gesundes Gleichgewicht. Mit ihren Ballaststoffen fördert sie das Wachstum der guten Bakterien in unserem Darm, die ihn vor angreifenden Keimen schützen. Nebenbei lindern sie Blähungen und fördern eine gesunde Darmbewegung.

Gegenüber Ballaststoffen aus Vollkorngetreide und Hülsenfrüchten hat die Avocado den Vorteil, dass sie keine Antinährstoffe wie beispielsweise Phytinsäure enthält. Phytine behindern nämlich die Aufnahme von Nährstoffen. Sie binden Magnesium, Kalzium, Zink und Eisen, sodass diese wichtigen Mineralstoffe ungenutzt wieder ausgeschieden werden. Die Avocado liefert sogar spezielle Enzyme, die Phytine zersetzen und unschädlich machen.

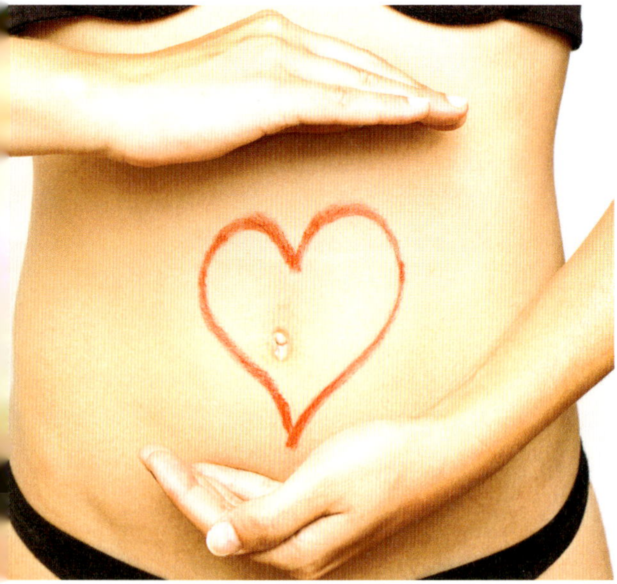

Das Leaky-Gut-Syndrom – Heilung für die Darmschleimhaut

Eine undichte Darmschleimhaut gilt als Vorläufer vieler chronischer Krankheiten wie Allergien, Neurodermitis, Asthma und Autoimmunerkrankungen, Gelenk- und Muskelschmerzen. Denn in diesem Fall können große Stoffe aus der Nahrung, die normalerweise diese Schranke nicht passieren würden, auf einmal in unserem Blutkreislauf landen. Das können Giftstoffe sein, Pilze oder schlicht unvollständig verdaute Stoffe. Landen sie plötzlich im Blut, klingeln beim Immunsystem die Alarmglocken, und es kommt zu Entzündungen.

Wichtige Auslöser einer undichten Darmschleimhaut (engl. »leaky gut«) sind zu viel Zucker und Weißmehl, weil sich dadurch die Darmflora ungünstig verschiebt. Auch Alkohol kann die Darmbarriere schädigen, ebenso Medikamente wie Antibiotika und gängige Schmerzmittel, Kortison, Strahlen- und Chemotherapie. Monatelang anhaltender Stress, beispielsweise durch Mobbing am Arbeitsplatz oder eine dysfunktionale Partnerschaft, können ebenfalls zu einem Leck in der Darmwand führen.

Die Avocado liefert einen ganzen Gesundheitscocktail voller Schutzstoffe für die Darmschleimhaut. Reichlich Karotinoide und Zink fördern ihre Heilung und Regeneration. Eine gute Zinkversorgung kann sogar die Zahl der Schübe bei der chronisch-entzündlichen Darmerkrankung Morbus Crohn reduzieren. Glutamin hilft, Schäden an der Innenwand des Verdauungstrakts zu reparieren und so die Durchlässigkeit der Schutzbarriere zu verringern. Die Aminosäure ist darüber hinaus die Hauptenergiequelle unserer Darmzellen. Sie verbrauchen 70 Prozent des mit der Nahrung zugeführten Glutamins. Besonders empfehlenswert ist daher auch der Verzehr von Avocados nach einer Darmoperation oder bei chronisch-entzündlichen Erkrankungen wie Morbus Crohn oder Colitis ulcerosa, aber auch bei Durchfall aufgrund einer Chemotherapie. In Ostasien verordnen Ärzte die Avocado bei Darmgeschwüren und Koliken. Vor allem aber dient Glutamin als Ausgangsmaterial zur Synthese von Glutathion. Dieses lebenswichtige Antioxidans hemmt Entzündungen der Darmschleimhaut. Auch Vitamin B_6 und die Palmitoleinsäure im Avocado-Öl helfen, die Schleimhäute des gesamten Verdauungstrakts gesund zu halten: Mund, Speiseröhre, Magen, Darm. Die Aminosäure Threonin wird zum Aufbau einer schützenden Schleimschicht benötigt. Und Glycin hat eine ausgeprägte Wirkung gegen den Magenkeim *Helicobacter pylori* und hilft, einer Magenschleimhautentzündung vorzubeugen. Wird die Gastritis bereits antibiotisch behandelt, ist die Avocado ein gut verträgliches und unterstützendes Nahrungsmittel.

Adleraugen: Avocado schärft die Sehkraft

Das Sehvermögen ist unser wichtigster Sinn. Über die Augen nehmen wir etwa 80 Prozent aller Informationen über unsere Umwelt auf. So bewegen wir uns souverän durch unseren Alltag. Doch über die Jahrzehnte unseres Lebens hinweg trübt sich langsam die Linse. In der Netzhaut lagern sich Stoffwechselprodukte ein und behindern ihre Funktion. Ausgerechnet die Stelle des schärfsten Sehens, die sogenannte Makula, ist häufig betroffen. Dank der Makula können wir Dinge genau fokussieren. Dass Sie die Buchstaben in diesem Buch erkennen können, verdanken Sie diesem kleinen gelben Fleck auf der Netzhaut. Doch schon ab dem 50. Lebensjahr kann es zu Einschränkungen der Sicht durch eine Makuladegeneration kommen. Schlimmstenfalls kann das bis zur Erblindung führen. Zum Glück kann man aber auch dagegen »anessen«. Karotten sind dabei nicht das einzige Mittel, um die Sehkraft zu bewahren. Sie haben zwar den höheren Karotingehalt. Da-

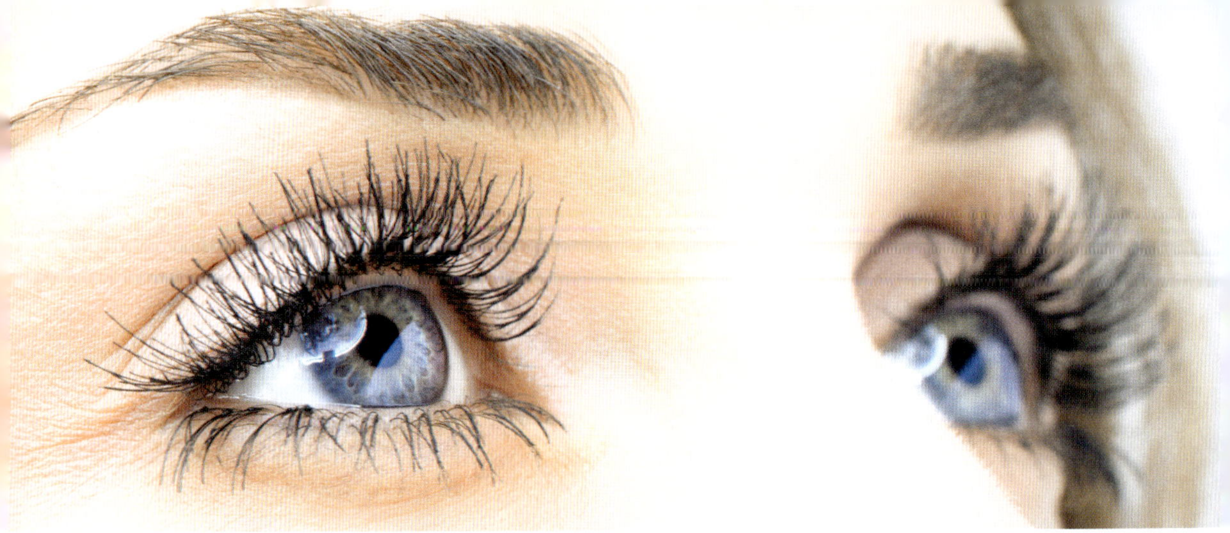

raus stellt der Körper das augenschützende Vitamin A her. Doch die Avocado liefert darüber hinaus Pigmente, die direkt in der Makula vorkommen: das Zeaxanthin und das Lutein.

Diese Karotinoide reichern sich im Makulapigment an und wirken wie ein natürlicher Filter für energiereiches, bläuliches Licht. Das schützt die Netzhaut vor Oxidation. Mit zunehmendem Alter nimmt die Karotinoidkonzentration in der Makula allerdings meist ab. Deshalb sollten wir ab dem 40. Lebensjahr verstärkt auf Nachschub aus der Ernährung achten. Neben der Avocado sind auch Spinat und Grünkohl als Lutein- und Zeaxanthin-Quellen sehr zu empfehlen. Eine Kombination dieser Mittel ist eine echte Augenschutz-Mahlzeit (siehe Rezepte). Geben Sie noch einen Löffel Avocado-Öl hinzu. Das hier enthaltene Squalen schützt ebenfalls die Netzhaut.

Auch der sogenannte graue Star ist eine weitverbreitete Augenerkrankung im Alter. Jeder zweite über 75-Jährige in Deutschland leidet darunter. Er entwickelt sich über Jahre hinweg, kann sich aber im Frühstadium durch eine vitalstoffreiche Ernährung wieder zurückbilden. Im Avocadofruchtfleisch stecken zum Beispiel Tryptophan, Glutathion und Riboflavin (Vitamin B_2), die sich gegenseitig in ihren Schutzeigenschaften verstärken, sodass sie gemeinsam Linsentrübungen deutlich hinauszögern. Da auch eine Belastung mit Schwermetallen das Risiko eines grauen Stars erhöht, sei an dieser Stelle noch einmal das enorme Entgiftungspotenzial der Avocado hervorzuheben (siehe Seite 39). Auch zu viel Zucker im Blut erhöht das Risiko eines grauen Stars. Denn Zucker reagiert im Körper oft mit Eiweiß, was für die Linsentrübung mit verantwortlich ist. Ein weiterer Grund, einen Teil der täglichen Kohlenhydrate zugunsten hochwertiger Eiweiße und gesunder Fette einzusparen.

Eine weitere gefürchtete Augenkrankheit ist der grüne Star, auch Glaukom genannt. Diese Erkrankung ist besonders tückisch, weil sie zunächst keine Beschwerden verursacht. Doch im Inneren des Augapfels bildet sich ein Überdruck, der den Sehnerv beschädigen kann. Betroffene merken zunächst nichts davon, lediglich am Rande des Gesichtsfelds kann es zu Ausfällen kommen, die allerdings nicht unbedingt auffallen müssen. Kommt es schon zu Warnsignalen wie Lichtkränzen, die um Lichtquellen herum erscheinen, oder einer trüben Sicht, ist die Erkrankung bereits fortgeschritten. Aus diesem Grund plädieren Augenärzte dafür, ab dem 40. Lebensjahr alle zwei Jahre den Augeninnendruck messen zu lassen. Bei Früherkennung kann das Glaukom dann medikamentös behandelt werden. Nach Diabetes ist der grüne Star der zweithäufigste Grund für Erblindung in den Industrienationen.

Sollte ein grüner Star bei Ihnen festgestellt werden, meiden Sie unbedingt Koffein und schädliche Fettsäuren aus Gebäck, Margarine und Frittiertem. Setzen Sie stattdessen auf gesunde Fette, die die Fließeigenschaften des Bluts in den Kapillaren verbessern, wie das Avocado-Öl. Achten Sie auch auf eine gute Thiamin-Versorgung (Vitamin B_1, z. B. im Avocadofruchtfleisch). Denn Thiamin hält den Sehnerv gesund, der Auge und Gehirn miteinander verbindet.

Anregend: Avocado fördert die Fruchtbarkeit

Das Wort »Avocado« kommt aus der Sprache der indigenen Bevölkerung Mexikos, dem Nahuatl. Dort heißt die grüne Frucht »Ahuacatl«, zu deutsch: »Hoden«. Das liegt wohl zum einen an der Form der Früchte, zum anderen daran, dass sie paarweise wachsen. Doch als wäre es ein Wink mit dem Zaunpfahl der Natur, fördern Avocados tatsächlich die Fruchtbarkeit – vor allem die männliche.

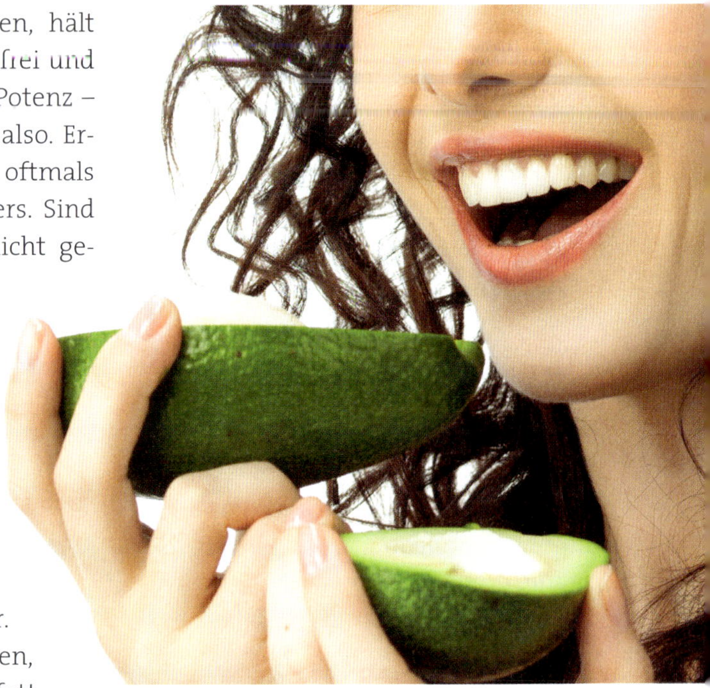

Wie wir bereits gesehen haben, hält das Öl der Avocado die Gefäße frei und dient so auch der männlichen Potenz – ein durchaus passender Name also. Erektionsstörungen sind nämlich oftmals ein Frühwarnsystem des Körpers. Sind die Arterien verstopft, fließt nicht genug Blut in den Penis, er wird nicht ausreichend steif für das Liebesspiel. Gerade Diabetiker leiden öfter darunter, weil sich Zuckermoleküle an den Gefäßwänden absetzen. Eine kohlenhydratarme Ernährung mit reichlich Eiweiß und guten Fetten beugt also auch hier vor. Wie wir bereits gesehen haben, verändert Avocado-Öl die Blutfettwerte so positiv, dass selbst bereits vorhandene Ablagerungen an den Gefäßwänden gelöst werden können. Denn sein Hauptbestandteil, die Ölsäure, senkt das LDL-Cholesterin, lässt aber den guten »Wischmopp« HDL (siehe Seite 22) beinahe unverändert. Somit kann das HDL alten Dreck besser aus den Adern fegen und zur Ausscheidung bringen.

Doch auch die Psyche kann eine Rolle bei Erektionsstörungen spielen. Bei einer solchen nervös bedingten Impotenz hilft die beruhigende Wirkung des Glutamins in der Avocado (siehe Seite 28). Darüber hinaus liefert die Avocado noch andere Helferlein: Ihre Aminosäure Arginin kann die Zahl der Spermien erhöhen und sie beweglicher machen. Mangan unterstützt die Produktion von Sexualhormonen und die Fruchtbarkeit, Gleiches gilt für das ebenfalls enthaltene Vitamin B_6. Es verstärkt den Sexualtrieb. Die Schöpfung von neuem Leben war stets ein hohes Gut in der indigenen Kultur Mexikos, und so drückt der ursprüngliche Name der Avocado die große Wertschätzung aus, die verschiedene Nahua-Völker, darunter auch die Azteken, dieser Frucht entgegenbringen.

Jungbrunnen: Anti-Aging mit Avocado

Wussten Sie, dass Kochen alt machen kann? Nämlich dann, wenn Sie das falsche Fett benutzen. Denn instabile Fettsäuren werden leicht von freien Radikalen angegriffen und ihrer Elektronen beraubt. Dann werden sie selbst zum freien Radikal und Elektronenräuber. Baut der Körper solche Radikale in eine Zellmembran ein, wird diese so beschädigt – eine wichtige Ursache für vorzeitiges Altern. Je höher die Temperatur, desto eher besteht das Risiko, dass Sie mit aggressiven Stoffen bombardiert werden. Es gibt nur wenige naturbelassene Fette, die dann nicht oxidieren.

Bedenken Sie, dass beim Braten in der Pfanne Temperaturen bis zu 200° C erreicht werden können, beim scharfen Anbraten und im Wok sogar noch mehr. Gänzlich ungeeignet hierfür sind Sonnenblumen- oder Rapsöl. Wer nun verwirrt ist, weil auf seiner Flasche mit diesem Inhalt »Bratöl« steht: Hierbei handelt es sich um stark raffiniertes Öl, das chemisch verändert wurde und seine wertvollen Inhaltsstoffe dadurch weitgehend verloren hat (siehe Seite 62). Auch natives Olivenöl ist nur bis maximal 175° C hitzestabil. Einige Sorten zerfallen schon bei 130° C. Wer sein Gemüse also bisher bei mittlerer Hitze (150 bis 200° C) in Olivenöl angebraten hat, hat sich damit gesundheitlich nicht unbedingt einen Gefallen getan. Wichtig: Fängt das Öl in der Pfanne sichtbar an zu qualmen, schmeißen Sie das Essen besser weg. Denn das bedeutet, dass sich Fettsäuren gerade aufspalten und giftiges Acrolein entsteht. Beim Avocado-Öl wird Ihnen das kaum passieren. Es hat einen extrem hohen Rauchpunkt von etwa 250° C, ist also extrem stabil und somit für jeden Zweck in der Küche geeignet.

Dass wir uns jede Menge Kochgifte sparen, wenn wir Avocado-Öl verwenden, ist die eine Sache. Darüber hinaus liefert die cremige Frucht aber auch noch viele Anti-Aging-Stoffe. So zum Beispiel das Glutathion. Es wird auch »die Mutter aller Antioxidanzien« genannt. Dieses »klebrige« Molekül saugt freie Radikale förmlich an. Sie können dann keinen Schaden mehr an den Zellen anrichten –

das hält jung. Glutathion bereitet sogar oxidiertes Vitamin C und Vitamin E wieder auf, sodass sie erneut ihre schützenden Eigenschaften im Körper entfalten können. Die Avocado liefert von allen Gemüsen und Früchten den höchsten Gehalt an Glutathion: 31 mg auf 100 g.

Auch organischer Schwefel (MSM) kann im Körper zu Glutathion umgewandelt werden. Das trägt dazu bei, dass die Zellen weniger schnell altern. MSM verbessert auch die Vitamin-C-Aufnahme. Ideal also, dass aufgeschnittene Avocados meist gleich mit Zitronen- oder Limettensaft beträufelt werden, um braune Stellen zu vermeiden. Mischen Sie das Fruchtfleisch einer Avocado übrigens mit dem Saft einer frisch gepressten Zitrone, haben Sie gleich Ihren Tagesbedarf an Vitamin C gedeckt. Aus der Aminosäure Tryptophan im Avocadofruchtfleisch stellt der Körper Melatonin her. Das Hormon aus der Zirbeldrü-

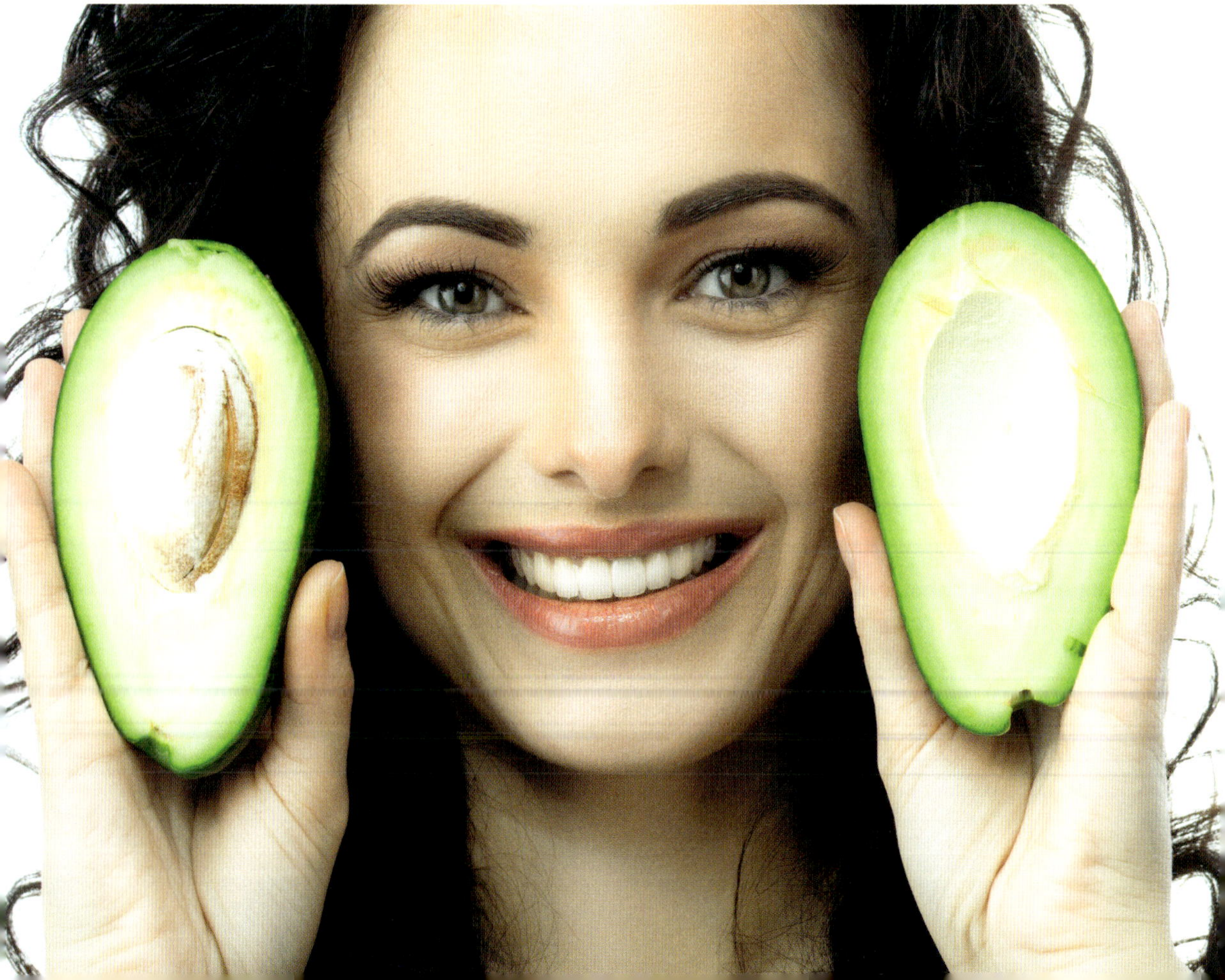

se sorgt für einen tiefen, erholsamen Schlaf, sodass der Körper von Grund auf regeneriert. Das macht nicht nur schön und fit, sondern hilft auch, Alterserkrankungen vorzubeugen. Die perfekte Kombination aus Tryptophan mit Vitamin B_6, Kalzium und Magnesium macht die Avocado zum herrlich schlaffördernden Abendessen. Am besten auf einer Scheibe Brot, denn eine kleine Menge an Kohlenhydraten hilft dem Gehirn, das Tryptophan zu absorbieren. Durch die Kombination mit Erdnussbutter und Spiegelei bekommen Sie noch eine Extraportion Tryptophan fürs Melatonin (siehe Rezepte). Melatonin ist übrigens nicht nur ein Schlafhormon, sondern auch selbst ein starkes Antioxidans, das unsere Zellen vor Schäden durch freie Radikale bewahrt.

Kratzen Sie Ihre Avocado stets gut aus, wenn Sie alle Anti-Aging-Effekte der Avocado auskosten wollen. Denn direkt unter der Schale steckt ein satter Antioxidanzienmix: die Karotinoide Beta-Carotin, Alpha-Carotin oder die weniger bekannten Radikalfänger Beta-Krytoxanthin, Khrysanthemaxanthin, Violaxanthin, Neoxanthin und Neochrom. Sie schützen unsere Zellen vor dem Altern und helfen der Schilddrüse, sich zu regenerieren. Das verleiht Kraft und auch geistige Klarheit.

Skin-Food: Avocado schenkt Schönheit von innen

Unsere Haut ist unsere Visitenkarte. Blitzschnell gibt sie Aufschluss darüber, wie es uns geht – seelisch und gesundheitlich. Wir können noch so sehr gegen die Zeichen der Zeit ancremen – das wichtigste Schönheitsmittel ist und bleibt unsere Ernährung. Die Avocado steckt so voller Beauty-Vitamine, als hätte man sie eigens zu diesem Zweck in einem Salon zusammengemixt. Biotin verbessert den Keratinhaushalt, den Grundbaustein von Haut und Haaren. In Anspielung darauf wurde Biotin (Vitamin B_7) früher auch Vitamin H genannt. Biotin unterstützt das Zellwachstum und die Zellteilung. Die Avocado liefert von allen Früchten die größte Menge Biotin: etwa

12 mg. Damit deckt bereits eine große Frucht den halben Tagesbedarf einer erwachsenen Frau an Biotin. Achtung: Wer viel Stress hat oder eine Diät macht, hat einen erhöhten Biotinbedarf, weil das Vitamin ebenfalls am Zucker- und Fettstoffwechsel beteiligt ist.

Nehmen Sie bewusst mehr Biotin zu sich, wenn Ihr Haar dünn aussieht, Sie ungewöhnlich viele Haare verlieren, die Fingernägel brüchig sind oder die Haut trocken und ungesund aussieht. Das gilt insbesondere, wenn die Haut rund um die Augen schuppig und gerötet ist – das ist ein Symptom für Biotinmangel. Essen Sie ebenfalls mehr Biotinquellen wie die Avocado, wenn Sie Ihre Mähne lang züchten möchten. Denn Biotin beugt auch brüchigem Haar und Spliss vor.

Als » Königin der Hautvitamine« gilt allerdings die Pantothensäure (Vitamin B_5).

Eine Avocado deckt bis zu einem Drittel des Tagesbedarfs. Damit gehört sie nach Käse und fettem Fisch zu den Toplieferanten des Vitamins. Pantothensäure verbessert die Fähigkeit der Haut zur Regeneration und fördert die Wundheilung. Viele Wund- und Heilsalben enthalten Panthenol, das im Körper zu Pantothensäure umgewandelt wird. Weil sie auch die Talgproduktion und die Porengröße reguliert, wirkt sie unreiner Haut und Akne entgegen. Akne verbessert sich übrigens schon allein dadurch, dass gesättigte Fette aus tierischen Produkten oder Palmöl gegen ungesättigte Fette wie aus der Avocado getauscht werden. Sollten Sie ab sofort regelmäßig Avocados essen, um Ihr Hautbild zu verbessern (zum Beispiel eine halbe Frucht pro Tag), geben Sie sich 28 Tage Zeit, bis Sie sichtbare Effekte erkennen. So lange dauert ein Regenerationszyklus der Haut. Erste Verbesserungen können allerdings schon nach einer Woche sichtbar werden.

Doch auch das pure Avocado-Öl stärkt die Haut von innen. Dort wirkt es kleinen, schwelenden Entzündungen entgegen. Die sind die Hauptursache für vorzeitiges Altern und Faltenbildung. Mit bloßem Auge sind sie erst einmal nicht zu erkennen. Unter dem Mikroskop allerdings werden Ansammlungen von Entzündungszellen sichtbar. Diese Schwelbrände können über Jahre bestehen. Währenddessen setzen sie der Haut massiv zu, rauben ihr die Elastizität und lassen sie erschlaffen. Hautalterung ist also zum Teil Folge eines Entzündungsgeschehens – wenn sie vorzeitig auftritt, also wenn sich feine Fältchen schon vor dem 35. Lebensjahr zeigen.

Für diese Schwelbrände in der Haut gibt es drei Ursachen: zu viel Zucker, zu viele Omega-6-Fettsäuren, zu viele freie Radikale. Gegen all das kann Avocado-Öl helfen. Ein Durchschnittsbürger in Deutschland isst fast 35 Kilogramm Zucker pro Jahr – das macht drei Kilo Faltenbildner im Monat. Das Übermaß an Zucker lässt die Haut ledrig werden. Denn das Bindegewebe wird durch die Zuckerspitzen im Blut steif und unelastisch – das Gewebe wird regelrecht verklebt. Wenn Sie Zucker essen, dann nur in Verbindung mit Ballaststoffen und gesunden Fetten. Dann bleibt der Blutzucker relativ konstant und richtet keine Schäden an. Die Dessertrezepte im hinteren Teil des Buchs sind so ausgelegt.

Ein hoher Blutzucker hemmt übrigens auch die Ausschüttung des Jugend- und Wachstumshormons HGH, das für die Zellerneuerung und die Festigkeit der Haut zuständig ist. Ein Mangel ist relativ leicht zu erkennen: erschlaffte Bauchmuskeln, hängende Brüste, lockere Haut unter den Augen. Wer diese Symptome bei sich feststellt, braucht nicht gleich eine Hormontherapie. Sparen Sie am Zucker, dann kann Ihr Körper seine Arbeit altersgemäß wieder besser verrichten. Falsche Fette in unserer Ernährung schaden ebenfalls unserer Haut.

Omega-6-Fette, die unser Körper in geringem Maß zum Überleben braucht, heizen im Übermaß das Entzündungsgeschehen im gesamten Organismus an. Sie haben schnell zu viel davon im Blut, wenn Sie Sonnenblumen-, Distel- oder Maisöl im Essen verwenden. Auch das Avocado-Öl enthält eine Omega-6-Fettsäure: die Linolsäure. Allerdings nur zu 13 Prozent. In dieser Konzentration unterstützt sie die Barrierefunktion der Haut und erhöht ihre Feuchtigkeit. Ein Mangel an Linolsäure führt zu schuppiger und fahler Haut. Auf das richtige Maß kommt es an – wie bei allem im Leben.

Die anderen Fettsäuren im Avocado-Öl verhalten sich neutral oder hemmen das Entzündungsgeschehen. Die Palmitinsäure, zu 16 Prozent im Avocado-Öl enthalten, ist ebenfalls Teil der natürlichen Hautlipide. Dort schützt sie die Haut vor Stoffen, die sonst von außen eindringen könnten. Auch die Omega-3-Fettsäure Linolensäure steckt im Avocado-Öl, allerdings nur zu einem Prozent.

Nehmen Sie deshalb auch mindestens einmal täglich zusätzlich eine starke Omega-3-Quelle zu sich, zum Beispiel fetten Seefisch, Speisealgen oder Leinöl. So können Sie das Entzündungsgeschehen in der Haut weiter reduzieren und die Alterung hinauszögern.

Das ist dringend nötig, denn freie Radikale und Entzündungen bilden sonst einen Teufelskreis. Einerseits werden Entzündungen durch die aggressiven Moleküle befeuert. Andererseits führen sie dazu, dass noch mehr freie Radikale freigesetzt werden. Was dann hilft, sind Antioxidanzien, wie sie im Avocado-Öl gelöst sind.

Sein Vitamin E und die Karotinoide fangen schädliche Moleküle im fetthaltigen, inneren Bereich der Zellmembran und rund um den Zellkern ab. So wird die DNA geschützt, das trägt auch dazu bei, Krebs vorzubeugen. Die Widerstandskraft unserer Haut gegen UV-Strahlen wird durch Vitamin E und Karotinoide gestärkt.

Karotinoide sind darüber hinaus zusammen mit dem Vitamin B_6 aus dem Avocadofruchtfleisch an der Bildung von Kollagen beteiligt – dem Strukturprotein unseres Bindegewebes. Auch das hält die Haut straff und elastisch.

CLEVERE KOLLAGEN-KOMBI

Kollagen ist sozusagen das Baugerüst unserer Haut. Allerdings lässt der Kollagengehalt unserer Haut pro Lebensjahr etwa um ein Prozent nach. Wirken Sie dem entgegen, indem Sie die Avocado mit prolinreichen Lebensmitteln kombinieren. Hierzu gehören Wal- und Erdnüsse, Käse und Ei, Hülsenfrüchte, Fleisch und Fisch, Kartoffeln und Petersilie, Weizen, Dinkel, Hirse und Hafer. Die Aminosäure Prolin ist entscheidend an der Bildung von Kollagen beteiligt, weshalb sich ein Mangel schnell durch vorzeitige Faltenbildung und ein schwaches Bindegewebe bemerkbar macht. Meist ist das Folge einer proteinarmen Ernährung. Der Körper kann Prolin zwar in kleinen Mengen selbst produzieren, mit zunehmendem Alter reicht das aber nicht mehr. Dann sind wir zunehmend auf die Zufuhr von außen angewiesen. Genügend Prolin zeigt sich in einer festen, straffen und elastischen Haut.

AVOCADO BEI VEGANER ERNÄHRUNG

Wer sich rein pflanzlich ernährt, sollte seine Lebensmittel sehr bewusst auswählen, um mit allen Nährstoffen versorgt zu sein. Vor allem das Vitamin D, die Vitamin B_5, B_6, Zink sowie verschiedene Aminosäuren und das energiespendende Carnitin können zu kurz kommen. Auf Dauer führt ein Mangel an diesen Nährstoffen zu Müdigkeit, Infektanfälligkeit, Konzentrationsstörungen, fahler Haut und strohigen Haaren. Die Avocado gleicht diesen Mangel sehr gut aus und sollte deshalb Bestandteil einer veganen Ernährung sein. Auch Nichtveganer, die einfach nur etwas weniger Fleisch, Milch und Eier essen wollen, können entsprechende Mahlzeiten durch Avocadogerichte ersetzen.

Oft tendieren Veganer dazu, hauptsächlich Kohlenhydrate in Form von Nudeln, Reis und Brot zu essen. Die dadurch entstehenden Nachteile wurden im letzten Kapitel ausführlich beschrieben. Vor allem der Darm und der Zuckerhaushalt unseres Körpers leiden darunter. Achten Sie deshalb auch als Veganer darauf, nicht mehr als ein Drittel Ihres Tellers mit Kohlenhydraten zu füllen, und greifen Sie vermehrt zu Proteinquellen wie beispielweise Erdnüssen, Tofu, Linsen, Erbsen, Walnüssen, Cashewkernen, Kürbiskernen, Mandeln, Brokkoli und Avocado.

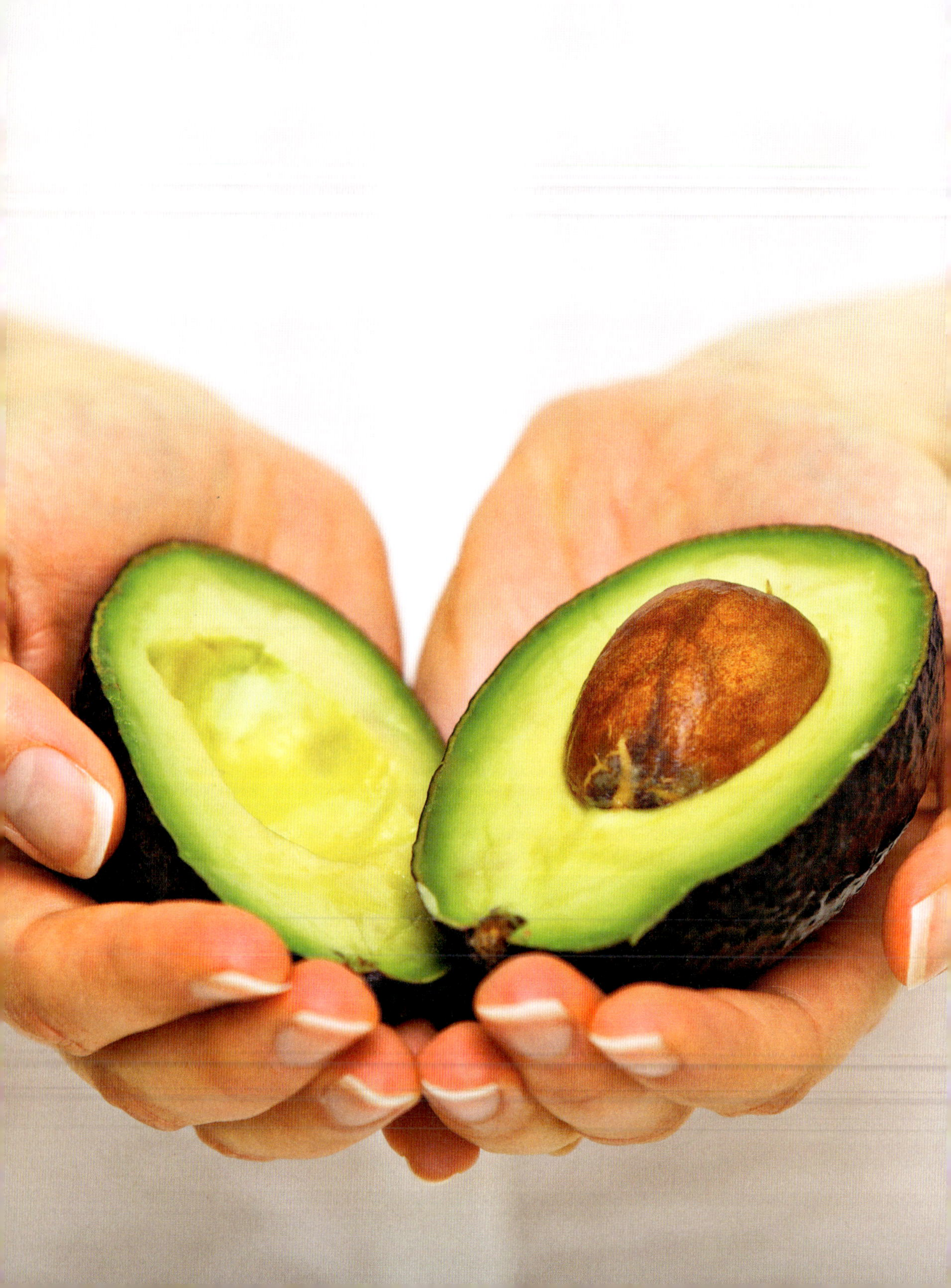

TIPPS FÜR DEN EINKAUF UND ZUM SELBER-HERSTELLEN

Gute Qualität erkennen • Welche Rolle spielt die Herkunft? • Wie unterscheiden sich die Sorten? • Avocado-Öl selbst herstellen • Zu gut zum Wegwerfen: Der Avocadokern ist pure Medizin

Gute Qualität erkennen

Eine sanft schimmernde, sattgrünliche Farbe verrät die hohe Qualität eines Avocado-Öls. Am besten kaufen Sie kalt gepresstes bzw. natives, also unraffiniertes Avocado-Öl. Im Handel wird es manchmal auch als »roh« bezeichnet. Dieses Öl trägt die typischen milden Aromen der Pflanze in sich – und liefert intakte ungesättigte Fette, Vitamine und Pflanzenstoffe. Eine blasse Farbe des Öls weist dagegen auf Raffinationsprozesse hin. Solches Öl sollten Sie meiden, weil Ölen bei der Raffination ihr Gesundheitswert und ihr pflegendes Potenzial weitgehend entzogen werden.

Bei nativem Avocado-Öl wird schlicht das Fruchtfleisch zerkleinert, gepresst und zentrifugiert – ganz natürlich, ohne äußere Wärmeeinwirkung. Abschließend wird es noch gefiltert, um es von kleinen Avocadostückchen zu befreien. Weil die Ausbeute bei diesem Prozess geringer ist als bei der Raffination, ist ein natives Öl immer etwas hochpreisiger. Doch die Investition lohnt sich.

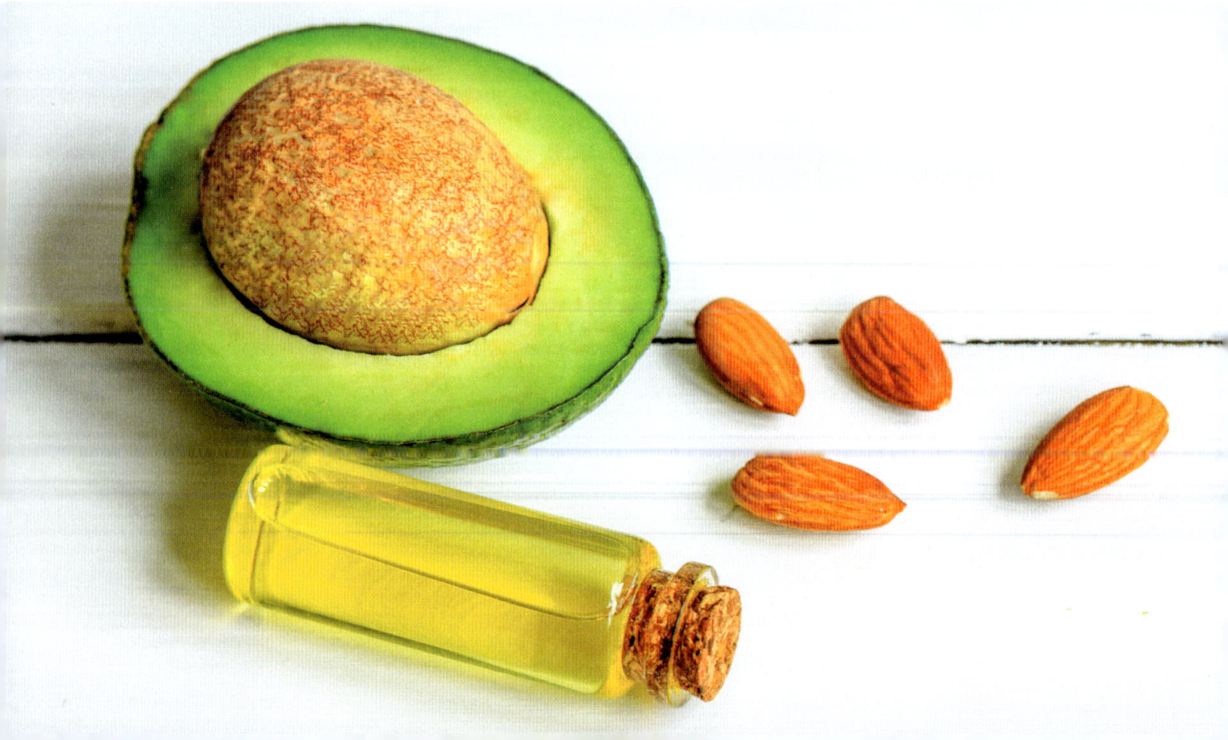

WAS HOCHWERTIGE ÖLE VON BILLIGEN UNTERSCHEIDET

Meiden Sie generell Billigöle aus dem Supermarkt. Denn sie sind so gut wie immer raffiniert. Dabei werden sie stark erhitzt, damit sich die Zellwände auflösen und sie leichter auszupressen sind. Das hinterlässt unangenehme Begleitstoffe, die man auch schmeckt: verdorbene Pflanzenstoffe, ranzige Fette, Transfettsäuren.

Letztere stören die Funktion der Zellmembranen, fördern Entzündungen und verbrauchen Unmengen an Vitamin E, das dem Körper dann nicht mehr für seine eigentlichen Aufgaben zur Verfügung steht.

Zwar werden die verdorbenen Fettsäuren in einem weiteren Schritt mit Natronlauge weitestgehend wieder chemisch entfernt. Manche werden auch mit Benzin chemisch herausgelöst, das hinterher wieder abgedampft wird. Dabei fallen bei Untersuchungen aber immer wieder Rückstände auf. Mit Aluminiumsilikaten und Aktivkohle werden dann noch Pflanzenfarbstoffe wie das Beta-Carotin oder das Chlorophyll herausgebleicht. Heraus kommt ein neutrales, geschmackloses Öl, das kaum noch Gutes enthält. »Raffiniert« beim Öl heißt also, dass es aggressiv extrahiert wurde – und das ist nicht appetitlich! »Nativ« ist bei Ölen immer die bessere Wahl.

Welche Rolle spielt die Herkunft?

In Mittelamerika wird die Avocado bereits seit 10.000 Jahren genutzt. Dennoch macht es für den europäischen Verbraucher keinen Sinn, Früchte oder Öle aus Mexiko oder Guatemala zu kaufen. Schließlich müssen diese in Kühlcontainern um den halben Globus reisen. Dann sind sie oft wochenlang unterwegs. Nähere Anbaugebiete sind Israel oder auch Spanien. Dort wird die Avocado vor allem an der andalusischen Küste und auf den Kanarischen Inseln kultiviert. Hinzu kommt, dass in Südamerika leider teilweise illegal Wälder gerodet werden, um Plantagen Platz zu machen. Auch dieses Problem umgehen Sie, indem Sie nähere Herkunftsländer wählen.

Achten Sie zudem auf biologischen Anbau. Zwar gehört die Avocado zu den am wenigsten belasteten Lebensmitteln, wie Ämter für Verbraucherschutz und Lebensmittelsicherheit kundgeben. Ihre dicke Schale hindert Pflanzenschutzmittel am Eindringen. Doch die mineralischen Dünger aus konventionellem Anbau versalzen die Böden in den Anbaugebieten und belasten dort das Trinkwasser. Die Bewässerungssysteme im Bioanbau sind sorgfältig angelegt, Schädlinge werden mit rein natürlichen Maßnahmen abgewehrt, gedüngt wird nur mit Mist und Kompost. Wenn wir gesund essen möchten, soll das der Bevölkerung in den Anbaugebieten ebenfalls möglich sein.

Außerdem gelangen durch Bioanbau bis zu 60 Prozent weniger Kohlendioxid in die Atmosphäre – ein Beitrag zum Klimaschutz.

AVOCADOERNTE

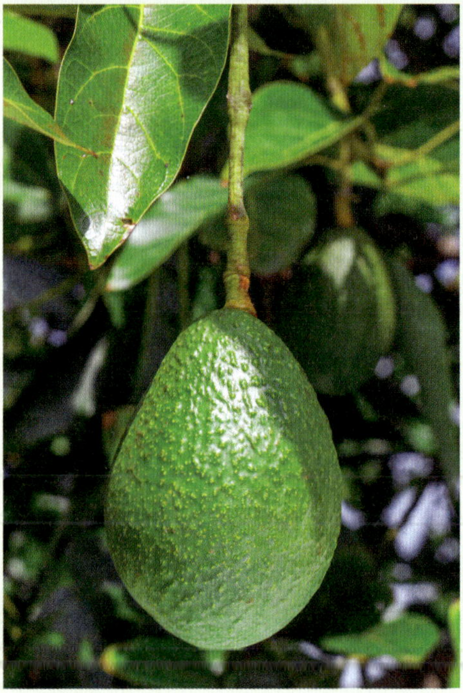

Kleine gelbgrüne Blüten zwischen den 45 cm langen Blättern verraten, wo einmal eine Frucht wachsen wird. Doch erst nach vier Jahren beginnt ein Avocadobaum zu tragen. Dann aber bildet er 150 bis 500 Früchte aus. Und an diesen kann er sehr hängen. Bis zu 18 Monate hält er an einer Frucht fest. Erst dann lässt er sie zu Boden fallen, wo sie zu reifen beginnt. Denn die Avocado gehört wie Bananen oder Mangos zu den sogenannten klimakterischen Früchten. Sie reifen erst, wenn sie nicht mehr mit dem Baum verbunden sind. Bei Avocados dauert dieser Prozess normalerweise sieben bis zehn Tage, es sei denn, er wird durch Kühlung herausgezögert. Mit zunehmender Reife sinkt der Wasser- und steigt der Fettgehalt der Früchte – auf bis zu 30 Prozent. Avocados werden übrigens grundsätzlich per Hand gepflückt – teilweise in bis zu 15 Metern Höhe.

Wie unterscheiden sich die Sorten?

Glatt und grün ist die Haut der Sorte Fuerte – »stark« bedeutet dieser Name. Schwarz und schrumpelig sieht dagegen die Sorte »Hass« aus. Dafür ist ihr Fruchtfleisch deutlich cremiger, das Aroma nussiger. Sie ist somit besonders für die Zubereitung von Desserts (siehe Rezepte) die richtige Wahl. Die Hass-Avocado hat einen weiteren Vorteil: Sie kann in Wärmekammern vorgereift werden, sodass man sie gleich nach dem Einkauf essen kann. Mit der Fuerte ist das nicht möglich, sie verdirbt zu schnell.

Insgesamt gibt es über 400 Avocadosorten. Von diesen sind aber nur wenige im hiesigen Handel erhältlich. Gelegentlich sieht man die grünschaligen Bacon-, Ettinger-, Ryan-, Reed- und Pinkerton-Avocados. Eine Besonderheit sind kleine Cocktail-Avocados ohne Kern, auch Finger-Avocados genannt. Sie entstehen aus den unbefruchteten Blüten des Avocadobaums. Früher betrachtete man diese Früchtchen als Ernteverlust. Seit einigen Jahren werden sie gezielt geerntet, hauptsächlich in Kalifornien, Israel und Südafrika. Die fünf bis acht Zentimeter langen Früchte können wie eine Tube ausgedrückt werden.

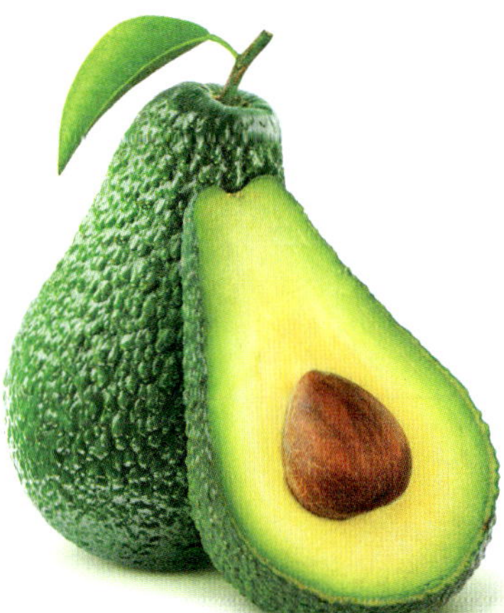

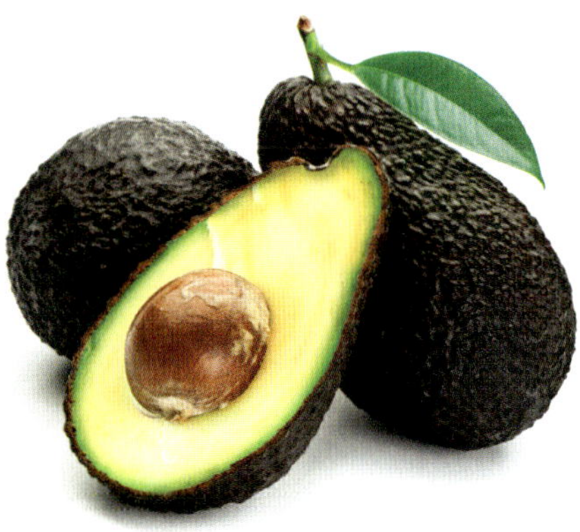

Avocado-Öl selbst herstellen

Avocado-Öl aus der Flasche ist praktisch. Im hinteren Teil des Buchs finden Sie gute Bezugsquellen, bei denen Sie auch bestellen können, falls Sie keinen Bioladen in der Nähe haben. Sollten Sie aber während eines Bummels auf dem Markt auf Kisten voll überreifer Früchte stoßen, nehmen Sie sie mit. Zuhause können Sie damit auch selbst Avocado-Öl herstellen. Dazu etwa zwei Kilogramm entkernen, auslöffeln und das Fruchtfleisch in kleine Stücke schneiden. Mit einem Liter Kokoscreme in einem großen Mixer pürieren. Die Flüssigkeit bei niedriger Hitze auf dem Herd kochen, bis die Flüssigkeit abgedampft ist. Zwischendurch immer wieder umrühren. Die Masse in eine mit einem Baumwolltuch ausgekleidete Schüssel geben und abkühlen lassen. Dann können Sie das Avocado-Öl ausdrücken und in ein dunkles, verschließbares Glas abfüllen und in den Kühlschrank stellen. Dort hält es bis zu zwölf Monate.

Obgleich sie meist pikant zubereitet wird, ist die Avocado botanisch gesehen eine Beere aus der Familie der Lorbeergewächse.

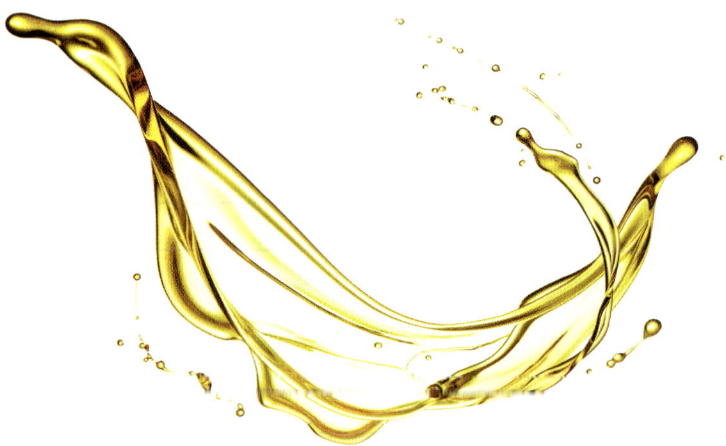

Zu gut zum Wegwerfen: Der Avocadokern ist pure Medizin

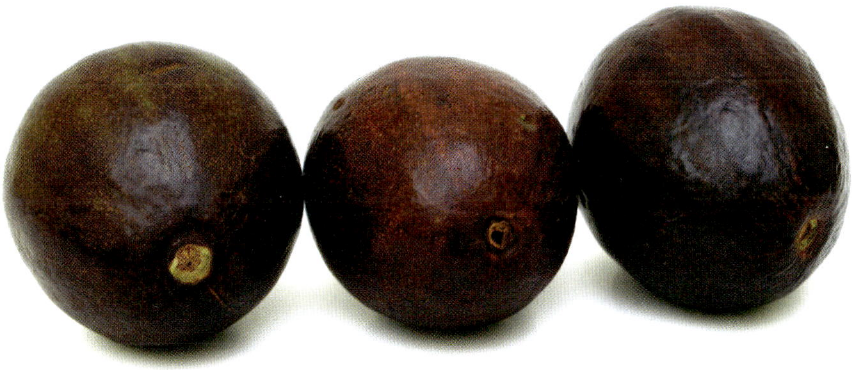

Der golfballgroße Kern der Avocado ist gleichsam ihr Herzstück. Er enthält hochkonzentrierte Gesundheitsstoffe. In Mittelamerika wird er als Naturheilmittel gegen Verdauungsbeschwerden und Husten eingesetzt. Er hilft, Magengeschwüren vorzubeugen, und lindert Durchfall. Triterpene im Avocadokern haben einen immunregulierenden Effekt. Einerseits regen sie unsere weißen Blutkörperchen bei einer Infektion an. Andererseits beruhigen sie ein überaktives Immunsystem und können so Allergien und chronische Entzündungen lindern. Darüber hinaus unterstützt der Avocadokern mit Bitterstoffen und Antioxidanzien die Leber und senkt dank seiner stark konzentrierten Phytosterine überhöhte Cholesterinwerte besonders effektiv.

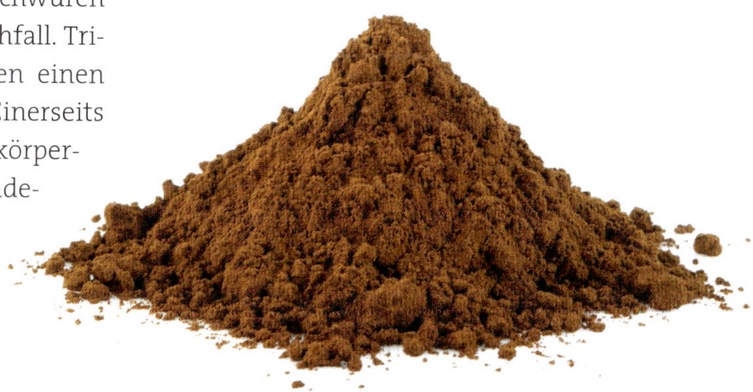

Der Kern macht auf den ersten Blick einen holzigen Eindruck. Dabei ist er gar nicht so hart, wie man meinen könnte, und lässt sich gut schneiden. Am besten geht es, wenn Sie den Kern reinigen, über Nacht trocknen lassen und dann die nun papierähnliche Haut entfernen.

Gegen Husten: Avocadokernsirup

1 Avocadokern in Scheiben schneiden. 2 EL Honig darübergeben und 12 Stunden lang ziehen lassen. Die Avocadokernscheiben herausnehmen. Je 1 TL des Sirups vor den Mahlzeiten einnehmen. Den Rest im Kühlschrank aufbewahren.

Bei Magen-Darm-Problemen: Avocadokerntee

Den Avocadokern schälen und zur Hälfte fein raspeln. Mit einer kleinen Tasse Wasser überbrühen, abgedeckt 10 Minuten lang ziehen lassen. So warm wie möglich trinken.

Intensivkur für Leber und Herz

Den Kern raspeln und in der Pfanne bei mittlerer Hitze rösten, bis die Raspeln dunkelorange und knusprig sind. In einem Mörser fein zermahlen. Dann können Sie morgens eine Prise davon übers Müsli streuen. Achtung – er schmeckt bitter! Höchstens einen halben Kern pro Tag verzehren, maximal drei Wochen am Stück. Die Avocadokernkur kann auch zur Krebsvorsorge eingesetzt werden, da die im Kern enthaltenen Flavonole das Wachstum von Tumoren hemmen.

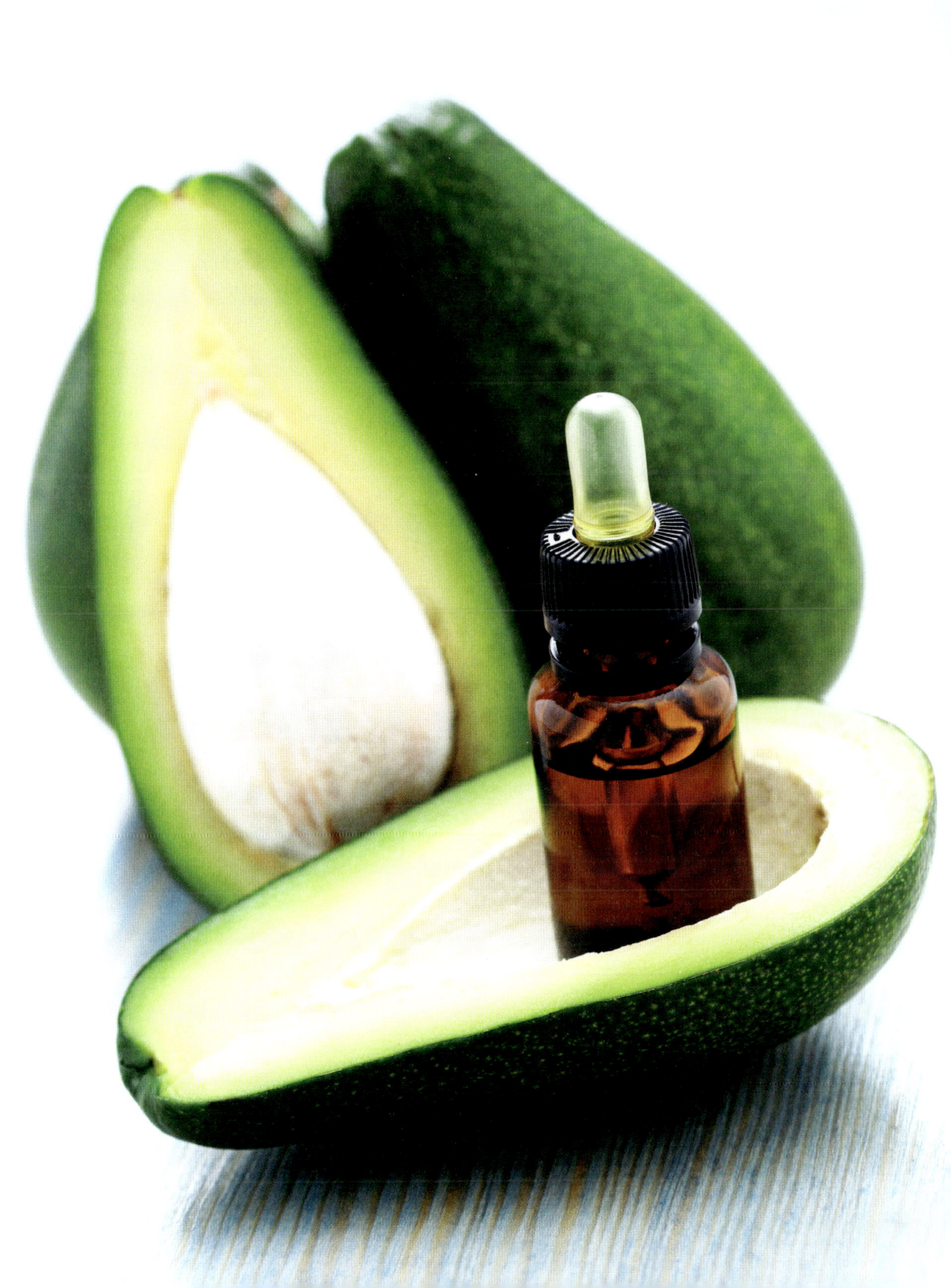

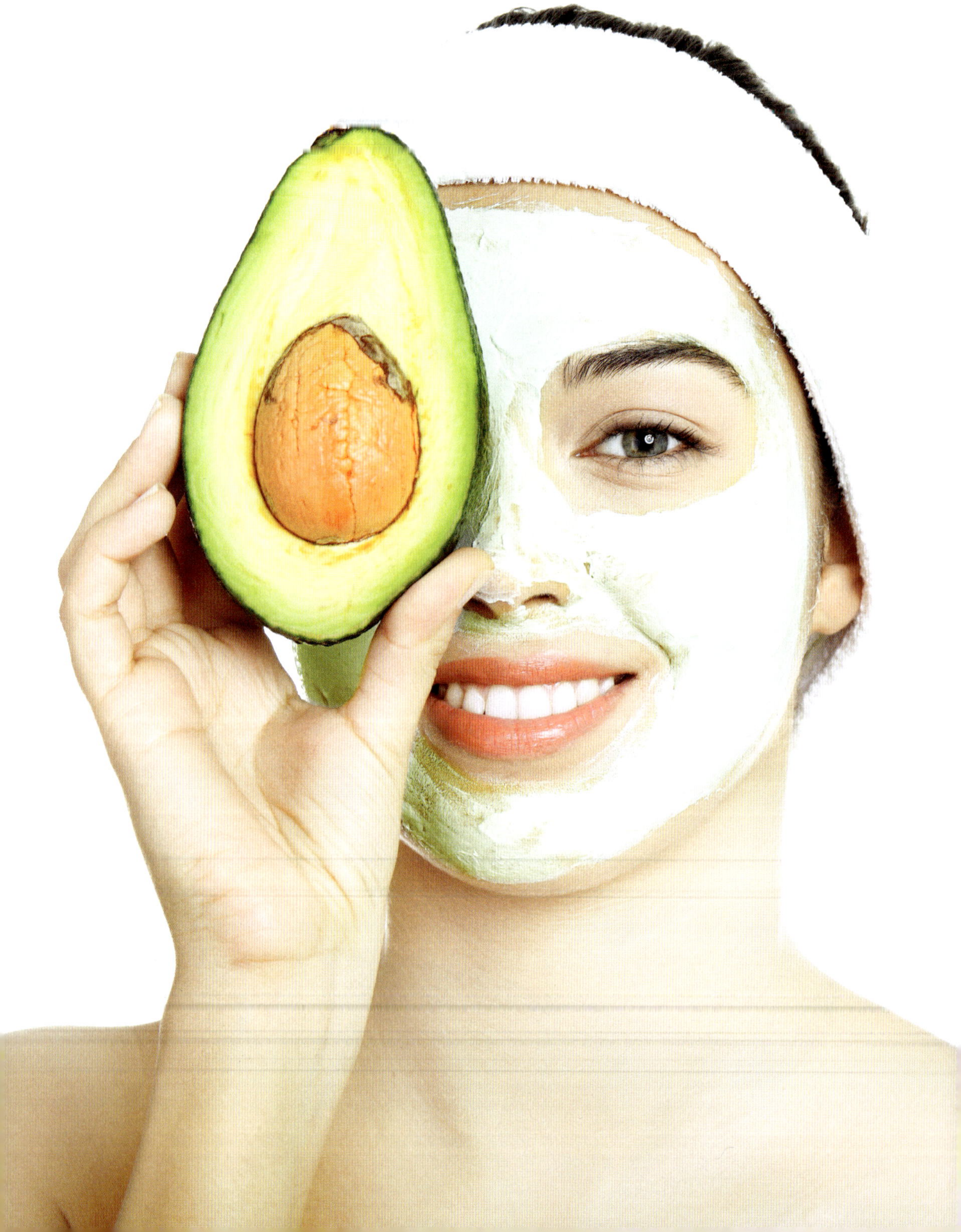

DIE FRUCHT DER SCHÖNHEIT

Schöner mit Avocado-Öl • Nährende Masken für die Haut • Straffende Augenpflege • Kleine Beauty-Anwendungen • Spezialwendungen

Schöner mit Avocado-Öl

Schon die Azteken aßen die Avocado nicht nur, sondern benutzten sie auch zur Haut- und Haarpflege. Denn die birnenförmige Frucht ist eine Beauty-Farm im Kleinformat. Ihr Öl glättet die Haut und schenkt ihr neue Elastizität. So können Sie sogar kleine Fältchen wieder ausbügeln. Auch heute nutzen Frauen in Zentral- und Südamerika die Avocado ganz selbstverständlich zur Schönheitspflege. So zerdrücken sie zum Beispiel morgens einen Teelöffel voll zwischen den Fingern und verteilen das Fruchtfleisch unter den Augen, gegen Tränensäcke und für einen strahlenden Teint. Der Rest der Avocado wird zerdrückt und als Kur für glänzende Haare genutzt – oder er kommt aufs Brot und wird gegessen.

Wie kaum ein anderes Öl kann das Avocado-Öl die Feuchtigkeitsbalance unserer Haut bewahren oder wiederherstellen. Und dieses starke Pflegepotenzial lässt sich in jedem Lebensalter nutzen: mit Ende 20, um durch Feuchtigkeit erste feine Fältchen wieder verschwinden zu lassen. Mit Mitte 30, um den Zellstoffwechsel der Haut anzuregen. Ab 40, um die Haut optimal mit Nährstoffen zu versorgen, ihre Barrierefunktion zu erhalten und Hyperpigmentierungen (Altersflecken) vorzubeugen. Ab 60, um fehlende Hautlipide effektiv zu ersetzen.

Von allen pflanzlichen Ölen kommt Avocado-Öl dem Lipidfilm der menschlichen Haut in seiner Zusammensetzung am nächsten. Das macht es zu einem wertvollen Basisöl für kosmetische Rezepturen. Besonders für trockene, reife und umweltbelastete Haut ist es ein Segen. Avocado-Öl macht die Haut weich, straff und beruhigt Irritationen.

Deshalb wird Avocado-Öl auch zunehmend gerne von der Kosmetikindustrie in Feuchtigkeits- und Antifaltencremes, Duschgels und Conditionern eingesetzt. Wenn Sie prüfen wollen, ob ein bestimmtes Produkt Avocado-Öl enthält, suchen Sie in der Zutatenliste nach der INCI-Bezeichnung *Persea gratissima* oder *Persea americana*.

Avocado-Öl wirkt wie eine Gleitschiene für andere kosmetische Wirkstoffe, transportiert sie tief in die Haut hinein und verstärkt so deren Effektivität. Gründe dafür sind das reichlich darin enthaltene Lezithin – ein natürlicher Emulgator – und der Hauptbestandteil des Avocado-Öls: die Ölsäure. Sie lockert die Lipidbarriere der Haut vorübergehend auf, sodass Wirkstoffe überhaupt durchdringen können. Deshalb sollten auch Massageöle immer hauptsächlich auf Ölsäure basieren. Die Ölsäure hinterlässt ein sattes Feuchtigkeitsgefühl, die Haut fühlt sich aufgepolstert an wie zu Jugendzeiten.

Palmitin, Palmitoleinsäure und die Stearinsäure aus dem Avocado-Öl sind alle Teil unserer natürlichen Hautlipide. Diese bilden in jungen Jahren einen Säureschutzmantel, der Krankheitserreger von außen abwehrt und die Haut vor dem Austrocknen bewahrt. Doch im Lauf der Zeit produziert die reifere Haut weniger eigene Fette. Die Haut wird anfälliger für Irritationen. Hier gleicht das Avocado-Öl aus. Gekoppelt an die Ölsäure dringen auch die anderen pflegenden Fettsäuren tief in die Haut ein und entfalten dort eine echte Anti-Aging-Wirkung.

Hinzu kommt das schützende Squalen im Avocado-Öl – ein weiterer Teil unseres natürlichen Hautlipidfilms. Squalen sorgt dafür, dass die anderen Lipide unseres Hauttalgs nicht oxidieren. Es regeneriert auch extrem pflegebedürftige und rissige Haut und macht sie wieder weich und geschmeidig. Durch seine antibakteriellen, antiviralen und antimykotischen Eigenschaften schützt es beschädigte Haut vor Infektionen. Squalen hat selbst starke antioxidative Eigenschaften, mit denen es die Haut vor allem vor Schäden durch UV-Licht schützt. Es entwickelt auch einen außerordentlichen Gleitschieneneffekt und verstärkt damit die Wirksamkeit weiterer Beauty-Zutaten, Vitamine werden besser aufgenommen.

Squalen ist ein natürliches Produkt unseres Cholesterinstoffwechsels. Doch ab dem 25. Lebensjahr lässt unsere körpereigene Produktion langsam nach. Das ist einer der Gründe, warum unsere Haut peu à peu trockener wird. Pflanzliches Squalen wirkt diesem Prozess entgegen und polstert kleine Fältchen von unten wieder auf. Selbst die Tiefe eingegrabener Mimikfalten verringert sich. Aus diesem Grund sind pflanzliche Squalene auch häufig in hochwertiger Naturkosmetik aus der Drogerie enthalten.

Die Phytosterine im Avocado-Öl sind kosmetische Glatt- und Weichmacher. Sie wirken auch sonnenbedingter Hautalterung entgegen, indem sie bestimmte durch UV-Licht aktivierte Enzyme hemmen. Das verzögert den vorzeitigen Abbau von Kollagen in der Haut. Gerade nach einem Sonnenbad wirken sich Phytosterine positiv auf die Kollagensynthese aus – weshalb sich aus Avocado-Öl ein perfektes After-Sun herstellen lässt (siehe Seite 92). Sie stabilisieren die Hautbarriere und hemmen Entzündungen – auch ein Sonnenbrand ist eine Entzündungsreaktion der Haut. Dabei helfen die ebenfalls enthaltenen Saponine. Sie wirken zudem gegen Bakterien, Viren und Pilze. Insgesamt ist Avocado-Öl eine sehr gute Wahl für Neurodermitiker – sowohl als Pflegemittel zwischendurch als auch zur Linderung akuter Schübe.

Auch bei Patienten mit Schuppenflechte kann Avocado-Öl das Krankheitsbild lindern. Sein reichlich enthaltenes Vitamin D reguliert die Entwicklung der Hautzellen und kann so ihr Wachstum normalisieren.

Auch das Fruchtfleisch der Avocado liefert ein eigenes Pflegepaket. Seine Saponine stimulieren die Kollagenproduktion. Das enthaltene Arginin ist wichtig für die Bildung körpereigener Feuchtigkeitsbinder. Pantothensäure kurbelt die Zellteilung an. Deshalb wird in vielen der hier vorgestellten Rezepturen eine Kombination aus Avocado-Öl und Avocadofruchtfleisch verwendet. So erzielen Sie den besten Effekt.

Die folgenden Rezepturen kommen bewusst ohne Konservierungsstoffe aus. Oftmals werden zum Beispiel Parabene empfohlen, um auch selbst angerührte Kosmetik lange haltbar zu machen. Allerdings greifen diese Stoffe in unser Hormonsystem ein und wirken östrogenartig. Das macht sie zumindest für die Verwendung bei Kindern und Jugendlichen ungeeignet. Besonders gefährlich sind Parabene auch für Frauen, die bereits an Brust- oder Eierstockkrebs erkrankt sind. Betroffene sollten ausschließlich zur Naturkosmetik greifen bzw. selbst anrühren.

Verwenden Sie die folgenden Rezepturen stets frisch. Die meisten sind in weniger als fünf Minuten gezaubert. Achten Sie bei ihrer Zubereitung auf konsequente Hygiene. Sorgen Sie dafür, dass Arbeitsfläche und Utensilien absolut sauber sind, und waschen Sie sich gründlich die Hände. Tragen Sie Kosmetika grundsätzlich nur mit sauberen Fingern auf. Viel Spaß und Freude am frischen, erholten Aussehen – und wundern Sie sich nicht, wenn Sie gefragt werden, ob Sie kürzlich im Urlaub waren, weil Sie so strahlend wirken.

NÄHRENDE MASKEN FÜR DIE HAUT

Avocado Bananen-Maske

Für einen frischen Teint

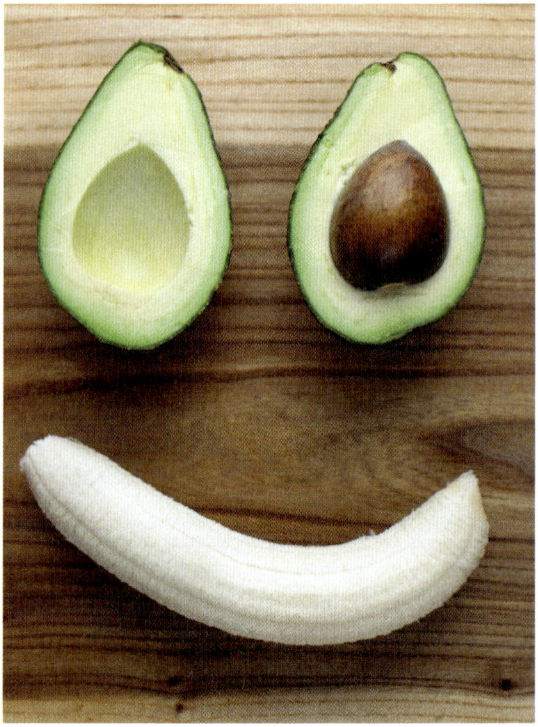

SIE BRAUCHEN

½ Banane
½ Avocado
1 TL Avocado-Öl

ANWENDUNG

Zerdrücken Sie das Fruchtfleisch der Banane und der Avocado mit einer Gabel und geben Sie 1 TL Avocado-Öl hinzu. Pürieren Sie die Mischung mit einem Stabmixer. Die Maske auf die gereinigte Haut auftragen und 20 Minuten einwirken lassen. Dann mit lauwarmem Wasser abwaschen. Am Ende ein paar Spritzer kaltes Wasser ins Gesicht geben und die Haut mit einem sauberen Tuch trocken tupfen. Weil diese Maske auch einen sanften Peelingeffekt hat, wenden Sie sie einmal pro Woche an.

Avocado-Quark-Honig-Maske

Gegen feine Fältchen

SIE BRAUCHEN

½ Avocado
1 EL Quark (20 % Fett in Tr.)
1 TL Honig
1 TL Avocado-Öl

ANWENDUNG

Alle Zutaten in eine Schüssel geben und mit einem Stabmixer pürieren. Die Maske auf die gereinigte Haut im Gesicht und auf Hals und Dekolleté auftragen und 10 Minuten einwirken lassen. Mit lauwarmem Wasser abwaschen. Nach Bedarf ein- bis zweimal pro Woche anwenden.

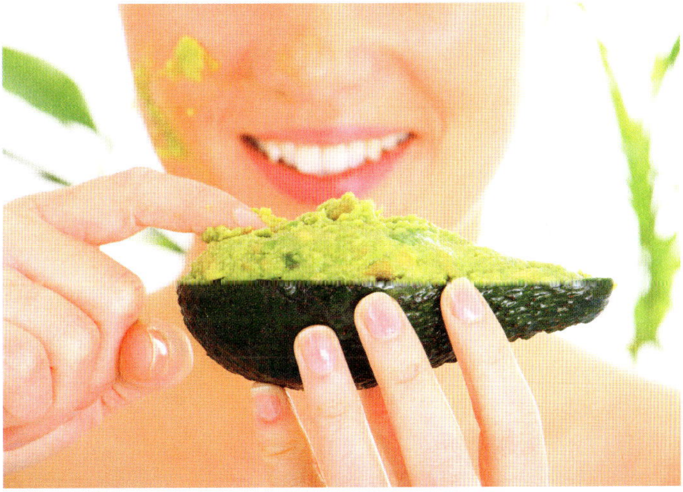

Avocado-Sahne

Intensive Anti-Aging-Maske

SIE BRAUCHEN

1 TL Avocado-Öl
1 TL Leinöl
1 EL Sahne
½ Avocado
1 Eigelb

ANWENDUNG

Zuerst die beiden Öle mit der Sahne vermischen, dann das Fruchtfleisch einer halben Avocado dazugeben und pürieren. Fügen Sie das Eigelb hinzu und pürieren Sie weiter, bis eine gleichmäßige, cremige Konsistenz entsteht. Auf die gereinigte Gesichtshaut auftragen, 25 bis 30 Minuten einwirken lassen, dann mit handwarmem Wasser abnehmen und trocken tupfen. Bis zu dreimal pro Woche.

EXTRAPFLEGE NACH DEN WECHSELJAHREN

Glatt, weich und samtig soll sie sein. Doch im Lauf der Jahrzehnte drosselt unsere Haut die eigene Produktion von Lipiden. Dadurch kann sie auch Feuchtigkeit schlechter speichern. Dann neigt sie zu Knitter- und Trockenheitsfältchen, reagiert leicht gereizt und empfindlich. Wichtig ist nun, sie nicht durch zu heißes Duschen oder Baden noch mehr zu reizen. Zusätzlich braucht sie nun wertvolle Fette und Feuchtigkeit von außen, besonders im Winter, wenn die Talgdrüsen ihre Aktivität weiter reduzieren. In dieser Mischung wird das Avocado-Öl mit Leinöl kombiniert – eine optimale Ergänzung für reifere Haut. Denn Leinsamen enthalten sogenannte Phytoöstrogene. Sie gleichen den Hormonstatus aus, regen die Kollagenbildung und die Zellerneuerung an. Achten Sie darauf, eine angebrochene Flasche Leinöl schnell zu verbrauchen, weil das Öl nach einigen Wochen bereits oxidieren kann. Eigelb liefert zusätzlich Vitamin A. Sahne fördert die Durchblutung und sorgt für einen frischen Teint. Insgesamt macht diese Maske die Haut fester, straffer und widerstandsfähiger gegen äußere Einflüsse.

Avocadokern-Maske

Gegen Akne

SIE BRAUCHEN

2 EL Salbeitee
1 EL Avocadokernpulver
1 EL grüne Tonerde
½ pürierte Avocado

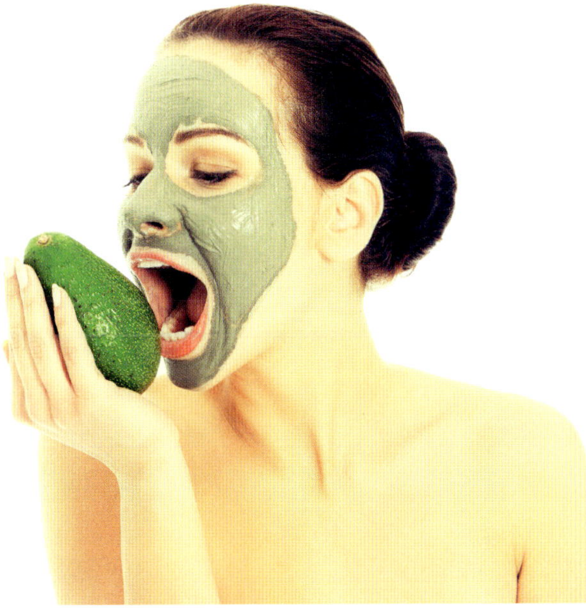

ANWENDUNG

Überbrühen Sie einen Beutel Salbeitee mit einer halben Tasse Wasser. Ziehen und auf Zimmertemperatur abkühlen lassen. Stellen Sie währenddessen das Avocadokernpulver her: Einen halben Avocadokern raspeln und in der Pfanne bei mittlerer Hitze rösten, bis die Raspeln dunkelorange und knusprig sind. In einem Mörser fein zermahlen. 1 EL des Avocadokernpulvers mit der Tonerde und dem abgekühlten Salbeitee zu einer Paste anrühren. Pürieren Sie in einer anderen Schüssel das Avocadofruchtfleisch. Geben Sie es zu der Paste und pürieren Sie noch einmal. Die fertige Maske auf die gereinigte Haut auftragen und 10 bis 15 Minuten einwirken lassen. Mit lauwarmem Wasser abnehmen und trocken tupfen.

STRAFFENDE AUGENPFLEGE

Avocado mit Aloe vera

Morgenpflege gegen Müdigkeit

SIE BRAUCHEN

1 TL Avocado
2 Tropfen Aloe-vera-Gel

ANWENDUNG

Sie streichen sich Avocado aufs Frühstücksbrot? Machen Sie es wie die Südamerikanerinnen und nutzen Sie diese paar Minuten gleich für die tägliche Schönheitspflege. Einfach eine Fingerspitze von dem Avocadofruchtfleisch nehmen, 2 Tropfen Aloe-vera-Gel daraufträufeln und zwischen den Fingern zerreiben. Unter die Augen streichen. Zum Ende des Frühstücks mit etwas lauwarmem Wasser auf den Fingern abnehmen. Knitterfältchen ade!

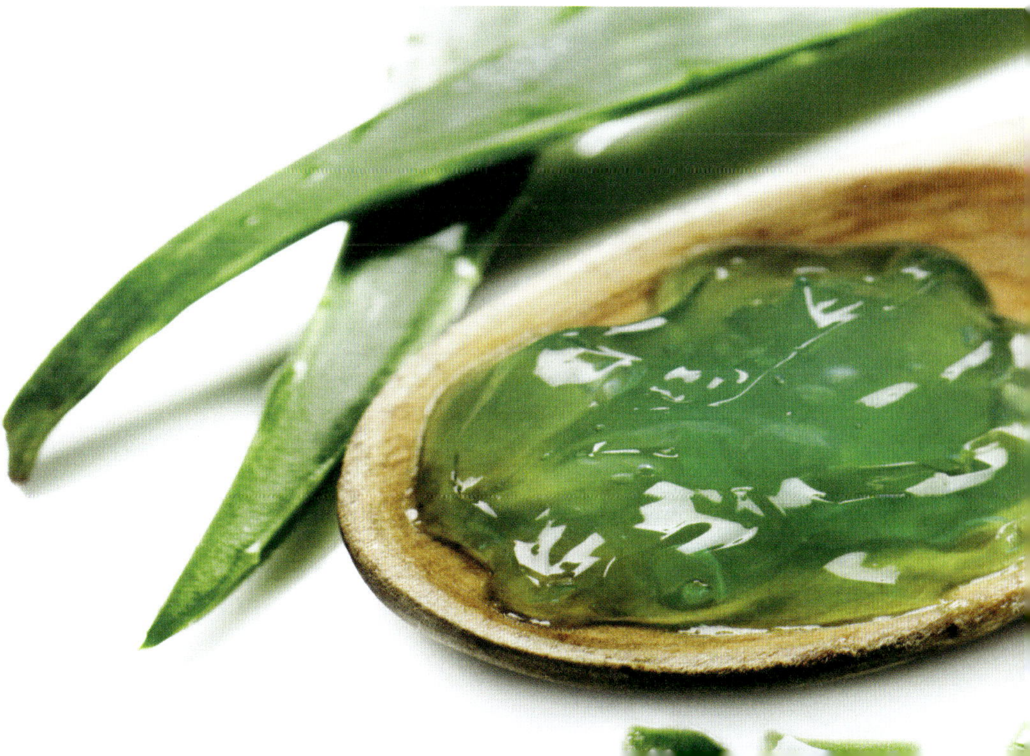

Avocado mit Grüntee

Gegen Augenringe und Tränensäcke

SIE BRAUCHEN

¼ rohe Kartoffel
1 Beutel Grüntee
1 TL Avocado-Öl

ANWENDUNG

Schneiden Sie eine Scheibe von einer rohen Kartoffel ab und halbieren Sie diese, sodass sie später gut unter den Augen aufgelegt werden kann. Drücken Sie den Inhalt eines abgekühlten Teebeutels darüber aus und verteilen Sie auf beiden Scheiben insgesamt 1 TL Avocado-Öl. Die Kartoffelscheiben unter den Augen auflegen und eine Viertelstunde lang ruhen. Kann täglich oder einfach nach Bedarf angewandt werden.

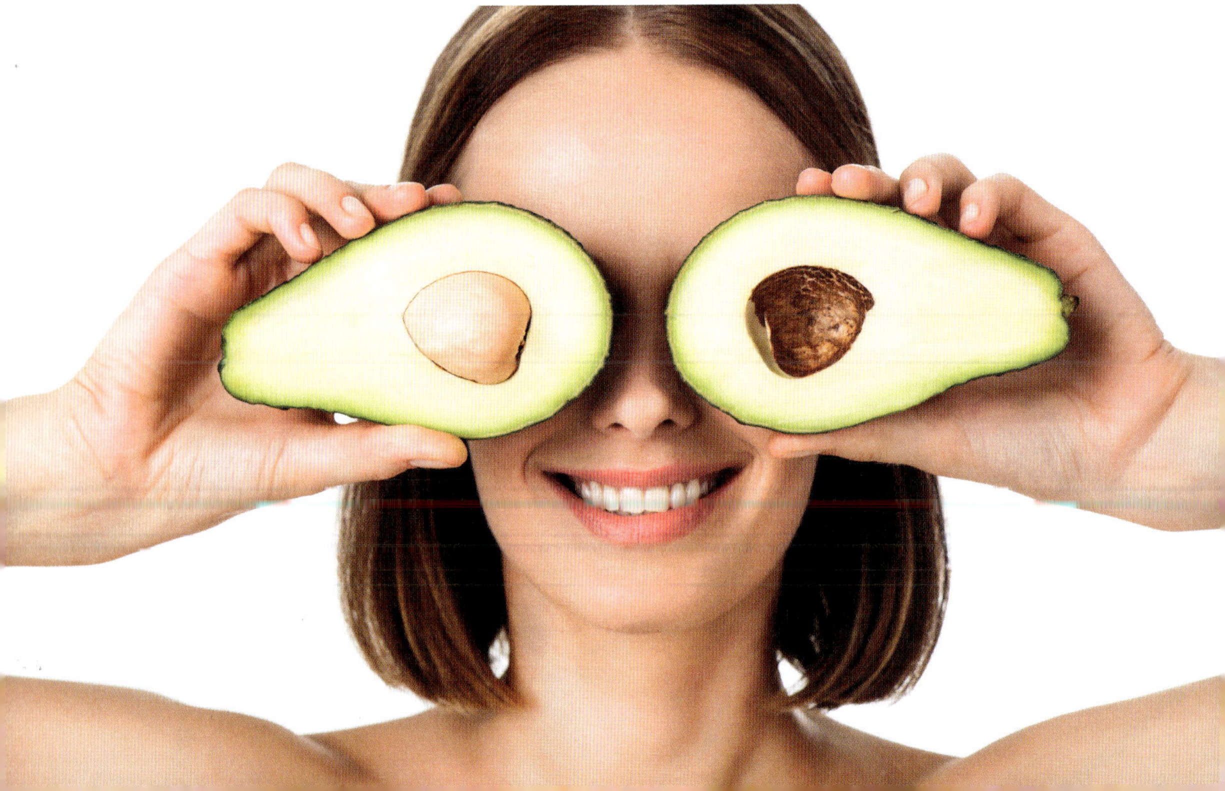

Avocado-Papaya-Maske

Intensive Pflege gegen Krähenfüße & Co.

SIE BRAUCHEN

1 EL Papaya
1 TL Avocado-Öl
5 Tropfen Aloe-vera-Gel

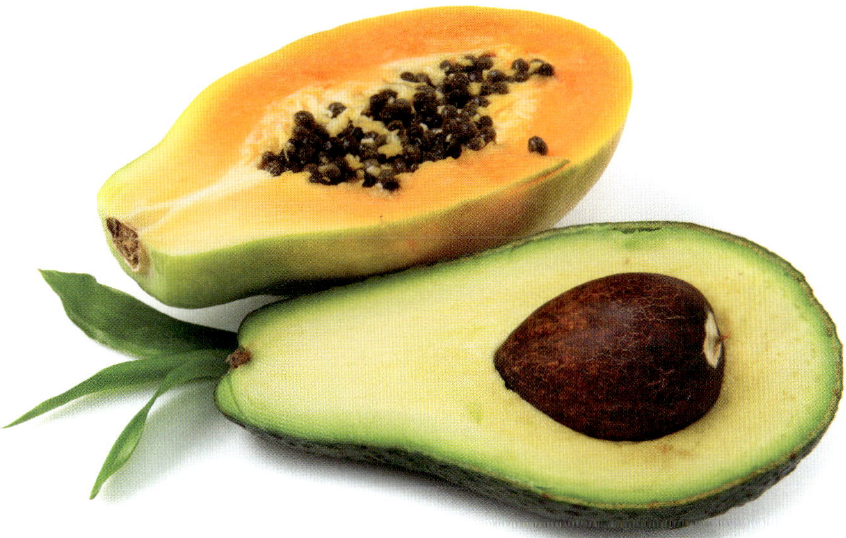

ANWENDUNG

Zutaten in eine Schüssel geben und pürieren. Auf die gereinigte Augenpartie auftragen und 20 bis 25 Minuten einwirken lassen. Mit lauwarmem Wasser abnehmen und trocken tupfen. Einmal pro Woche.

KLEINE BEAUTY-ANWENDUNGEN

Pflegender Make-up-Entferner: Avocado-Kokos

Ideal bei sensibler und zu Rötungen neigender Haut

SIE BRAUCHEN

10 Tropfen Jojobaöl
1 Tropfen Avocado-Öl
1 Fingerspitze Kokosfett

ANWENDUNG

Geben Sie zuerst das Jojobaöl und darüber das Avocado-Öl auf ein Wattepad. Dann eine Fingerspitze Kokosfett in die Mischung reiben. Diese Mischung entfernt selbst hartnäckige wasserfeste Mascara im Handumdrehen – und die Wimpernwurzeln werden dadurch wunderbar genährt. Wenn Sie direkt an den Augen arbeiten, verwenden Sie bitte nicht mehr Avocado-Öl, als hier angegeben. Die darin enthaltene Ölsäure könnte sonst die Augen reizen.

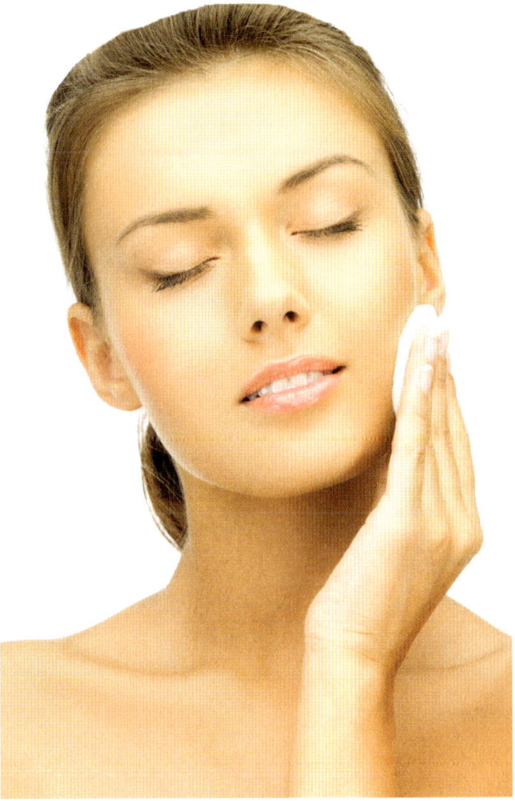

Belebendes Peeling: Kaffee-Avocado

Nährend und belebend

Die Aminosäuren des Avocadokerns wirken sich günstig auf die Kollagenproduktion aus und straffen so das Bindegewebe.

SIE BRAUCHEN

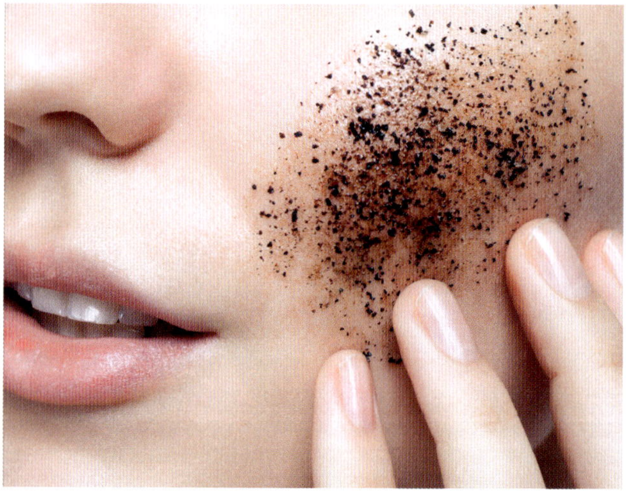

- 1 geriebenen Avocadokern
- 1 EL gemahlene Kaffeebohnen
- 1 EL grüne Tonerde
- 1 TL Avocado-Öl
- 1 EL Wasser

ANWENDUNG

Den Avocadokern bereits am Vortag raspeln. Die Raspeln dann ausgebreitet auf einer Untertasse in der Nähe einer Heizung trocknen lassen. Am nächsten Morgen die Avocadokernraspeln mit Kaffeepulver, Tonerde, Avocado-Öl und Wasser in einer kleinen Schale mischen und mit unter die Dusche nehmen. Hier vor allem Oberschenkel und Oberarme kräftig abrubbeln. Sie können das Peeling aber auch für Gesicht und Dekolleté verwenden.

Beruhigendes Badeöl: Avocado-Lavendel

Entspannend

SIE BRAUCHEN

2 EL Avocado-Öl
2 EL Sahne
1 EL Honig
5–7 Tropfen ätherisches Lavendelöl

ANWENDUNG

Avocado-Öl, Sahne und Honig in eine Schüssel geben und mit einer Gabel gut verrühren. Vorsichtig das Lavendelöl hineinträufeln und weiterrühren. Diese Mischung in ein Vollbad geben und entspannen.

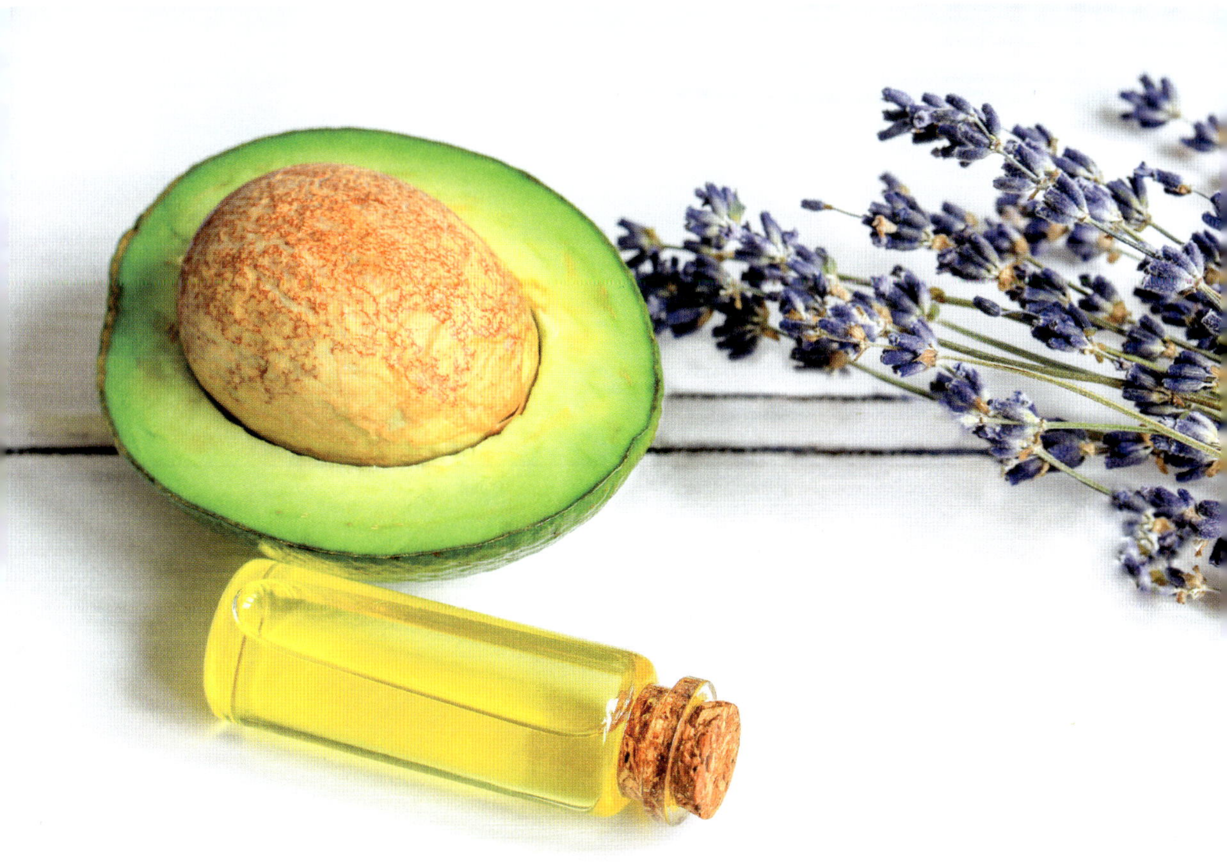

Wärmendes Massageöl: Avocado-Rosmarin

Ideal bei empfindlicher und zu Allergien neigender Haut

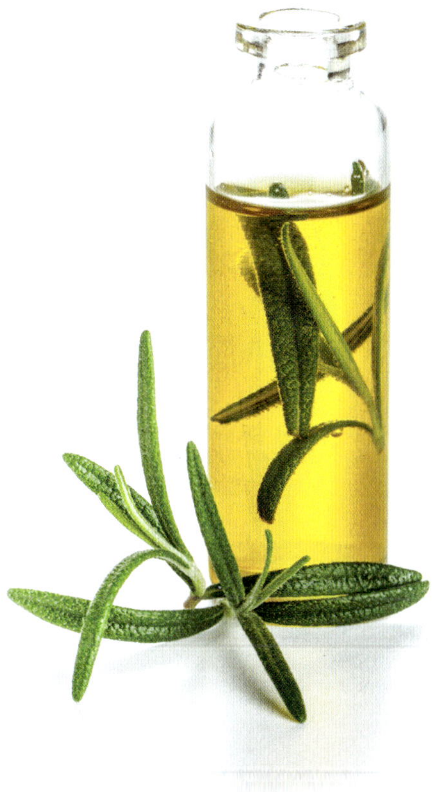

SIE BRAUCHEN

100 ml Avocado-Öl
5 Tropfen Rosmarinöl
3 Tropfen ätherisches Thymianöl
1 Tropfen ätherisches Orangenöl

ANWENDUNG

Alle Zutaten gut vermischen. Testen Sie Ihr selbst gemachtes Massageöl zunächst am Handgelenk und warten Sie eine halbe Stunde ab. Wenn Sie das Öl gut vertragen, geben Sie es in ein verschließbares Fläschchen und schütteln Sie es gut durch. Möchten Sie das Öl aufbewahren, wählen Sie einen Behälter mit dunklem Glas.

Fußmassageöl: Avocado-Ringelblume

Gegen Schrunden und zu viel Hornhaut

SIE BRAUCHEN

3 EL Avocado-Öl

1–2 Tropfen ätherisches Ringelblumenöl (Calendula)

10 Tropfen Aloe-vera-Gel

ANWENDUNG

Alle Zutaten in eine Schüssel geben, mit einer Gabel gut durchmischen und sofort für eine entspannende Fußmassage verwenden.

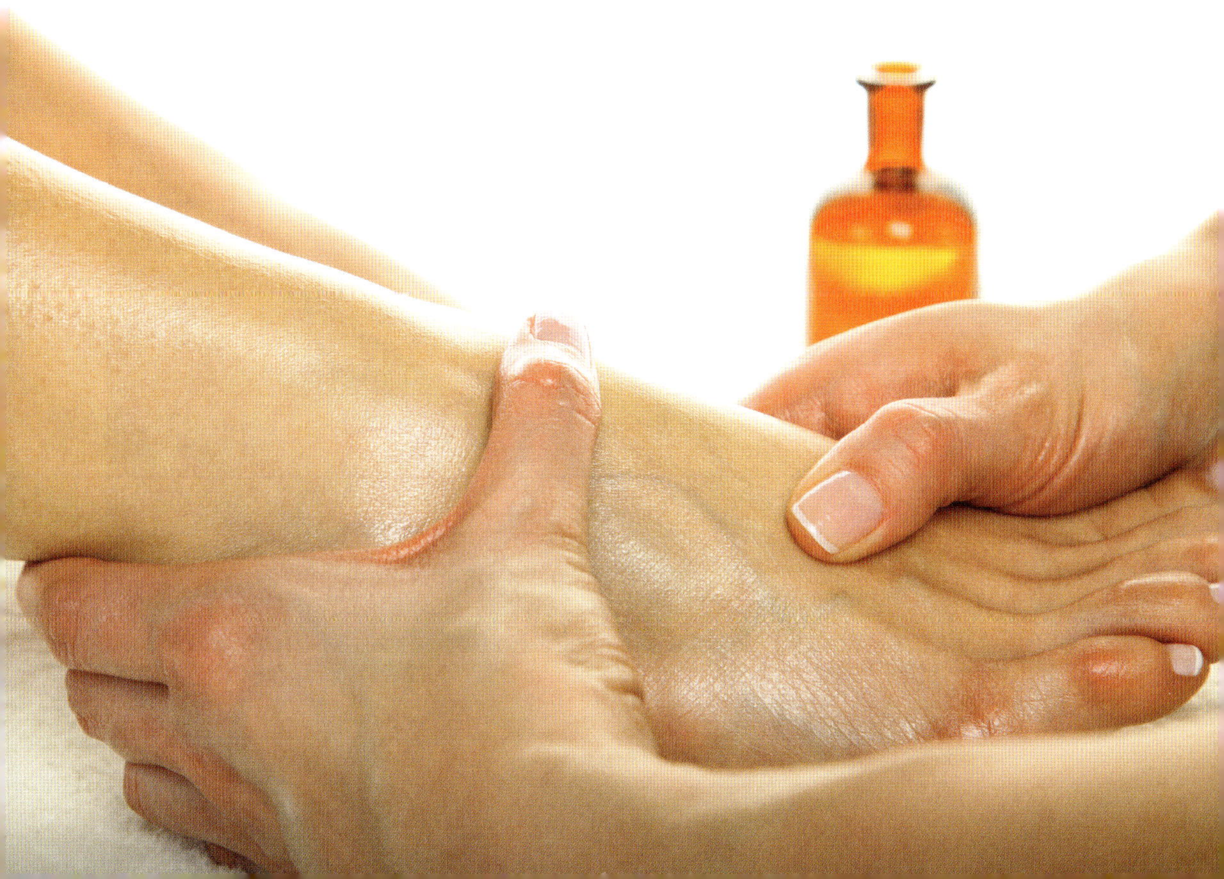

Lippenöl: Avocado-Honig-Kakao

Gegen rissige und trockene Lippen

SIE BRAUCHEN

½ TL Avocado-Öl
1 Messerspitze Honig
1 Prise Kakaopulver, schwach entölt

ANWENDUNG

Die Zutaten in einem Glas gut mischen, mit dem Finger auftragen und einwirken lassen. Nach 20 bis 30 Minuten fühlt sich die Mischung ein bisschen wie Wachs an. Dann einfach die Reste genüsslich ablecken. Die Lippen sind nun etwas aufgepolstert, alte Hautschüppchen haben sich gelöst.

In konventionellen Lippenpflegestiften stecken meist sogenannte Paraffine, die abhängig machen können. Die zarte Haut trocknet nach deren Anwendung immer schneller aus. Gleichzeitig lagern sich Paraffine im Lymphsystem, in der Leber und den Nieren ab. Verwenden Sie also vor allem für die Lippen unbedingt Naturkosmetik, sei es gekauft oder wie hier selbst angerührt.

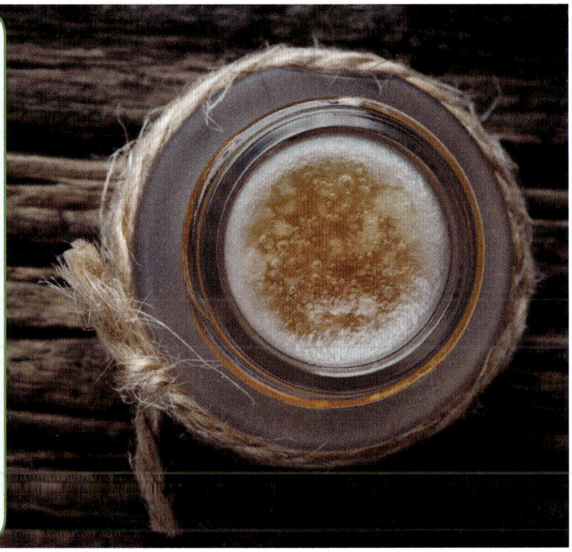

SPEZIALANWENDUNGEN

After-Sun: Avocado-Gurke mit Minze

Kühlt und beruhigt

SIE BRAUCHEN

¼ Gurke
1 Zweig frische Minze
3 EL Avocado-Öl
1 EL Kokosfett

ANWENDUNG

Die Gurke raspeln. Mit der Minze, dem Avocado-Öl und dem Kokosfett aufkochen und 5 Minuten köcheln lassen, dann eine Stunde ziehen lassen. Die Masse durch ein feines Sieb filtrieren. Auf die Haut auftragen und die Kühlung genießen.

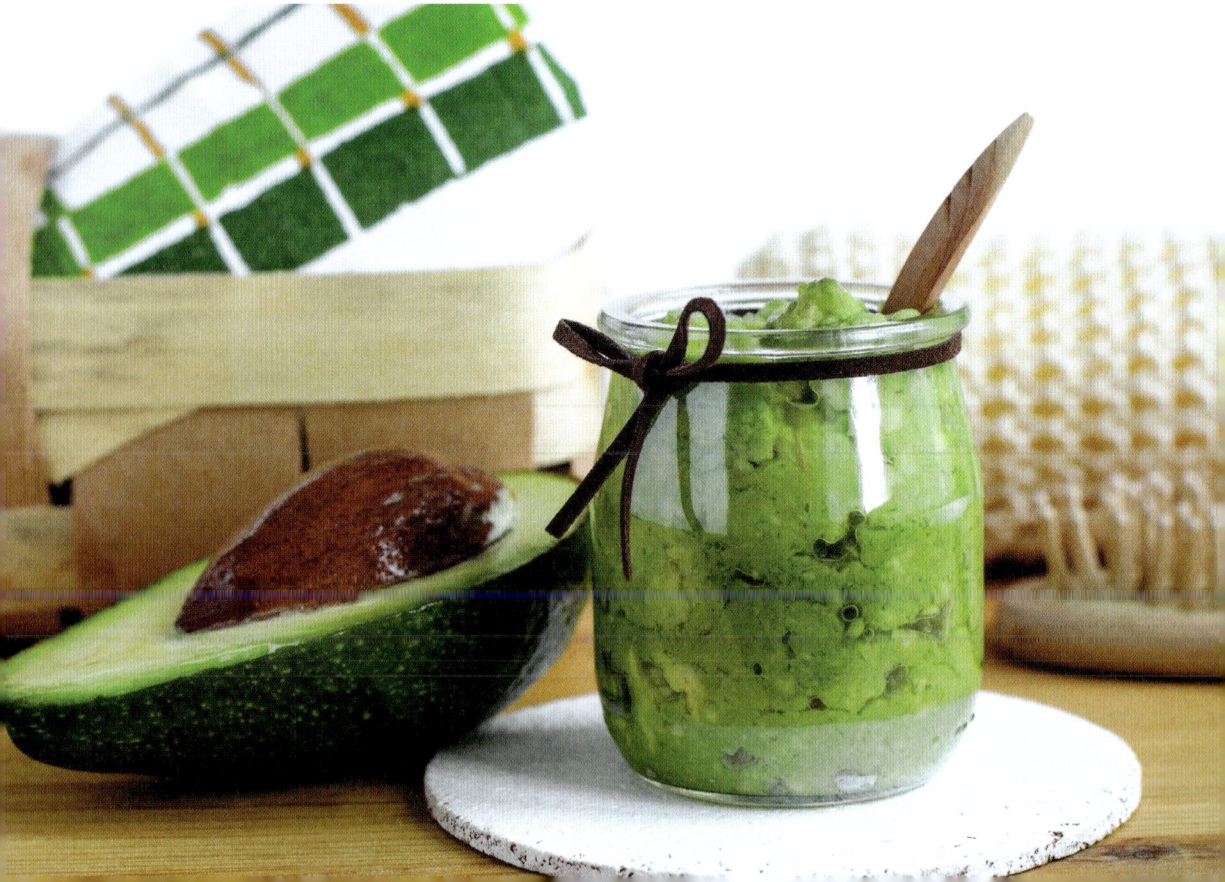

Narbenpflege: Avocado mit Jojoba

Glättet und macht das Gewebe geschmeidiger

SIE BRAUCHEN

1 TL Avocado-Öl
1 TL Jojobaöl

ANWENDUNG

Geben Sie Avocado-Öl und Jojobaöl abends vor dem Schlafengehen zu gleichen Teilen auf ein Wattepad und tragen Sie die Mischung damit auf. Mit sanftem Druck einmassieren. Dabei die Narbe nicht quer, sondern nur in ihrem Längsverlauf bearbeiten. Über Nacht einwirken lassen. Setzen Sie die Anwendung einige Monate lang fort, bis sich eine deutliche Besserung im Hautbild zeigt.

Narben verändern sich noch bis zu zwei Jahre nach einer Verletzung oder Operation. So lange kann eine gute Pflege das Erscheinungsbild verbessern und unangenehmen Begleiterscheinungen wie Jucken oder gar Schmerzen vorbeugen. Liegen keine Komplikationen wie zum Beispiel eine Infektion vor, so können Sie bereits drei Wochen nach der Entstehung der Wunde mit der pflegenden Massage beginnen.

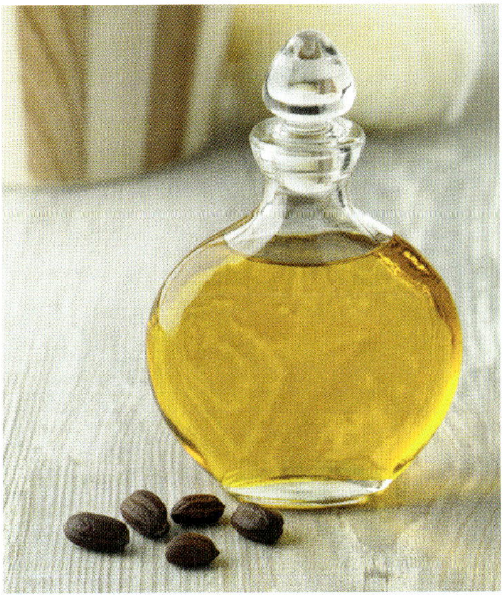

Für barrieregestörte Haut: Avocado-Hanf

Bei Neurodermitis oder Schuppenflechte

SIE BRAUCHEN

¼ Tasse frische Salbeiblätter
¼ Tasse frischer Thymian
100 ml Avocado-Öl
50 ml Hanföl

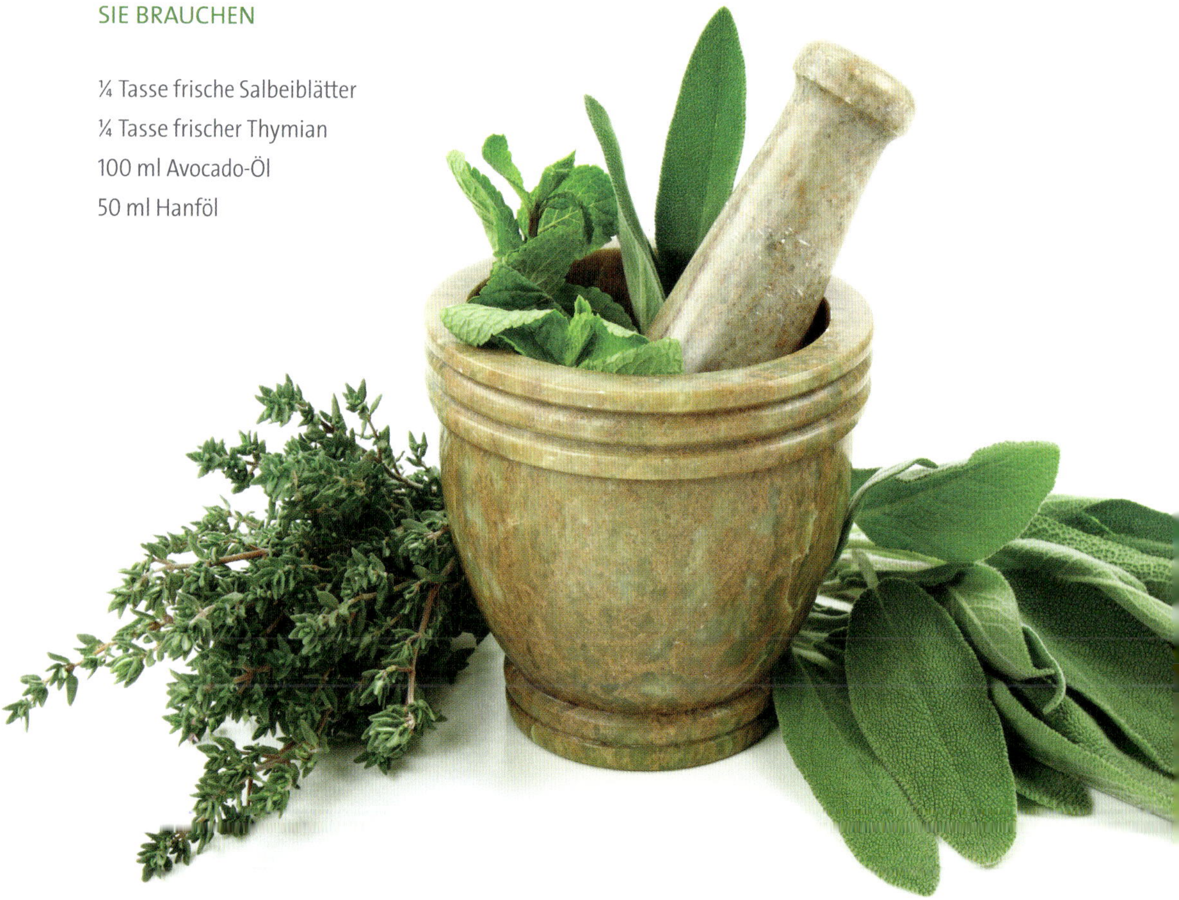

ANWENDUNG

Stellen Sie zunächst einen Sud aus den Heilkräutern her. Salbeiblätter und Thymian gründlich waschen und trocknen, anschließend grob zerhacken und in einem Mörser anquetschen. Bringen Sie zwei Tassen Wasser zum Kochen und geben Sie die Kräutermischung hinzu. Etwa 10 Minuten köcheln lassen. Durch ein feines Sieb abgießen, auf Zimmertemperatur abkühlen lassen. 50 ml abmessen.

Zunächst die beiden Öle mischen, dann den Kräutersud obendrauf geben. Mit einem Schneebesen vermischen. Wenn Sie das Hautstärkungsöl aufbewahren wollen, so füllen Sie den Sud und die Ölmischung getrennt ab und bewahren Sie sie bis zu drei Tage lang im Kühlschrank auf. Erst kurz vor der Anwendung mischen.

ENTZÜNDUNGEN HEMMEN, EKZEME LINDERN

Avocado-Öl lindert Ekzeme, stärkt die Hautbarriere bei Neurodermitis und gleicht Verhornungsstörungen bei Schuppenflechte aus. Die im Avocado-Öl enthaltene Salicylsäure regt Enzyme an, die für die Ablösung überflüssiger Hautschuppen und für eine gesunde Zellteilung sorgen.

Hanföl liefert zusätzlich entzündungshemmende Omega-3-Fettsäuren sowie Gamma-Linolensäure, um die Hautbarriere noch mehr zu stärken. Salbei schützt als natürliches Antibiotikum die rauen Stellen vor Infektionen. Die enthaltenen Gerbstoffe wirken adstringierend, sodass sich die Gewebeoberfläche zusammenzieht und Keime erst gar nicht so leicht eindringen können. Auch Thymian wirkt antiseptisch und wundreinigend und hilft dabei, Ekzeme oder Schuppenflechte schneller abheilen zu lassen. Übrigens: Oft hängen Neurodermitis oder Schuppenflechte mit einer gestörten Darmflora zusammen. Wie die Avocado diese wieder ins Lot bringen kann, lesen Sie auf Seite 47.

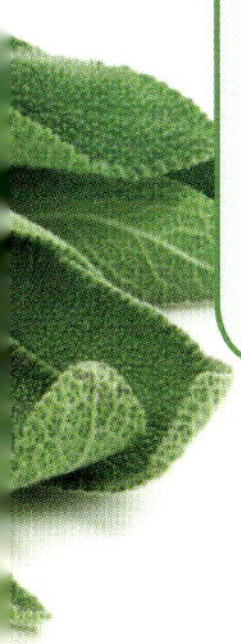

Schützende Intimpflege-Lotion: Avocado mit Johanniskraut

Bei unfreiwilligem Harnverlust

SIE BRAUCHEN

25 g Johanniskrautblüten
100 ml Avocado-Öl

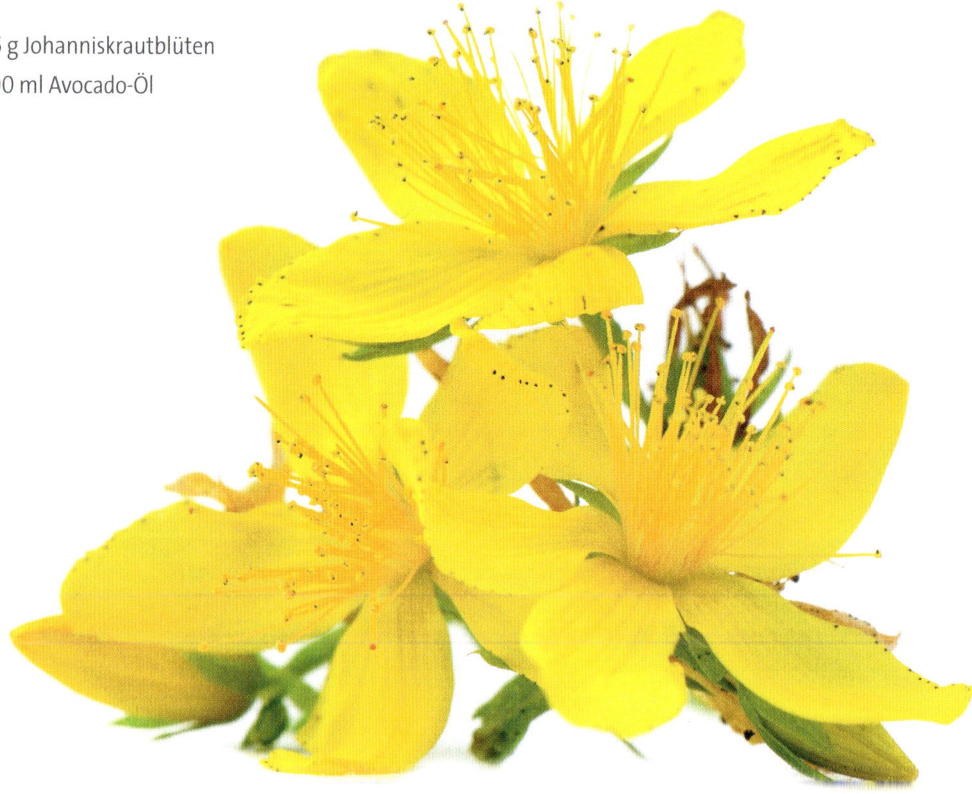

ANWENDUNG

Das Johanniskraut in einem Mörser zerstoßen. Dann in eine verschließbare Weißglasflasche geben und mit Avocado-Öl auffüllen. Verschließen und auf eine sonnige Fensterbank stellen, zwei bis drei Wochen lang dort stehen lassen, bis das Öl durch den roten Farbstoff der Johannisblüten eine bräunliche Farbe angenommen hat. Mehrmals am Tag gut durchschütteln. Das fertige Öl durch einen Teefilter filtrieren und in eine andere Flasche füllen.

Beim Auftragen den Bereich unmittelbar um die Scheide aussparen. Achtung: Haben sich kleine Bläschen oder rote Pünktchen gebildet, gibt es weißlich verfärbte Stellen oder ist der Bereich sehr rau, gehen Sie bitte zum Arzt. Es könnte eine Pilzinfektion vorliegen. In diesem Fall darf kein Öl aufgetragen werden, sondern es wird mit speziellen antimykotischen Mitteln behandelt.

RICHTIG PFLEGEN

Etwa ein Drittel der über 80-Jährigen verliert manchmal unfreiwillig Harn. Das bringt erhebliche Strapazen für die Haut mit sich. Harnstoff und Ammoniak aus dem Urin greifen den Säureschutzmantel der Haut an. Der Intimbereich reagiert gereizt. Diese Dermatitis wird schulmedizinisch gerne mit Kortisonsalbe behandelt. Allerdings kann eine dauerhafte Anwendung von Kortison die Haut noch dünner und empfindlicher werden lassen. Dann wird sie noch anfälliger, auch für Pilzinfektionen.

Die erste und wichtigste Maßnahme bei der Intimpflege ist, für möglichst trockene Gegebenheiten zu sorgen. Am besten wechseln Sie sechsmal am Tag den Inkontinenz-Slip und reinigen den Bereich sanft mit lauwarmem Wasser. Ist der Bereich leicht gerötet, hilft ein Sitzbad mit Kamille. Danach den Bereich gut trocken tupfen. Bitte beachten Sie, dass weder Baby-Feuchttücher noch Babyöl für die Behandlung der älteren Haut geeignet sind und Probleme im Intimbereich sogar noch verstärken könnten. Um die Hautbarriere zu stärken, wenden Sie also lieber dieses selbst hergestellte Pflegeöl an.

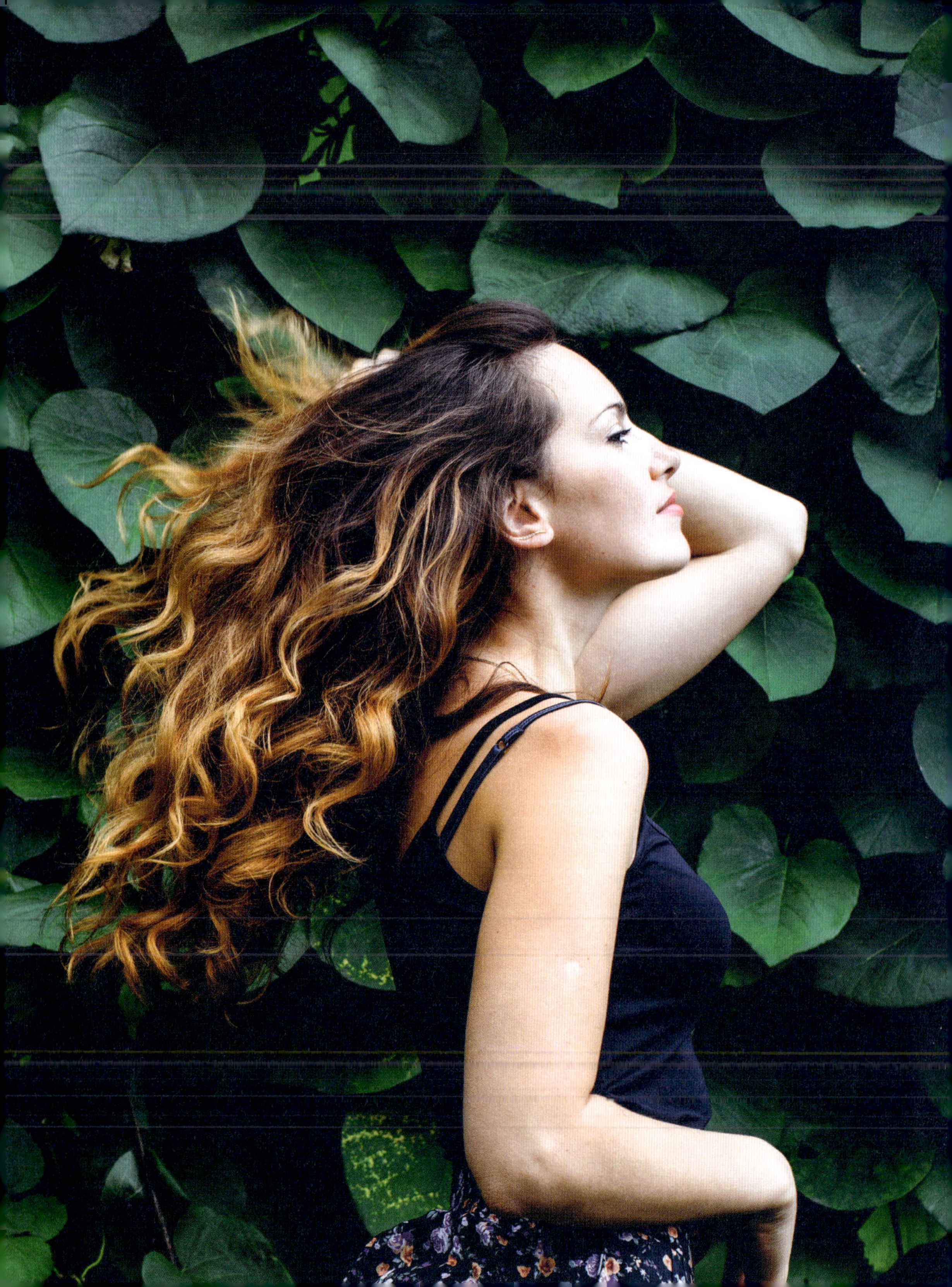

AVOCADO-ÖL FÜR GLÄNZENDES, VOLLES HAAR

Intensive und milde Pflege • Stärkende Shampoos • Haarkuren

Intensive und milde Pflege

Mit den Jahren werden nicht nur wir anspruchsvoller, sondern auch unsere Haare. Natürlich müssen sie eine Menge aushalten – Färben, Föhnen und Frisieren zum Beispiel. Doch unsere Kopfhaut produziert mit zunehmendem Alter auch immer weniger Talg. Dann werden die Haare trockener, es kann leichter zu Schuppen oder Hautirritationen kommen. Nun ist eine milde Pflege also besonders wichtig. Tenside, die Schaumbildner aus konventionellen Shampoos, verstärken das Problem häufig nur. Sie trocknen Kopfhaut und Haare aus, dadurch werden Letztere spröde und anfälliger für Spliss. Wenn Sie das Gefühl haben, dass Ihre Haare kaum noch länger werden, weil dauernd die Spitzen geschnitten werden müssen, so liegt der erste Schritt zur Lösung dieses Problems bei einem schonenden Shampoo.

Die in diesem Kapitel vorgestellten selbst angerührten Shampoos basieren auf grüner Tonerde und Avocado-Öl. Tonerde ist fein gemahlene, natürliche Kreide, die aus Vulkanasche entstanden ist. Sie ist extrem mineralstoffreich und hat hervorragende absorbierende Eigenschaften. Sie bindet Schmutz, abgestorbene Hautschüppchen und überschüssiges Fett, ohne dabei den Säureschutzmantel der Kopfhaut anzugreifen. Avocado-Öl zieht schnell ein, reguliert den Feuchtigkeitshaushalt der Kopfhaut und versorgt die Haarwurzeln mit Nährstoffen. Weil die Shampoos nur mit kleinen Mengen des Öls angerührt werden, bekommen Sie davon keine fettigen Haare. Das Haar sieht einfach nur wunderbar gestärkt, voluminös und glänzend aus. Beim Einmassieren fördert das Avocado-Öl die Durchblutung der Kopfhaut und transportiert wertvolle Vitamine tief in die Kopfhaut bis hin zu den Haarwurzeln. Das verankert sie stärker in der Kopfhaut und wirkt so Haarausfall entgegen. Das Vitamin D im Avocado-Öl lässt die Haare zudem schneller wachsen.

Avocado-Öl spendet Feuchtigkeit, nährt stumpfes und sprödes Haar und umhüllt es mit einem Schutzmantel, sodass es nicht mehr so leicht brüchig wird. Bei gefärbten Haaren bewahrt es zudem lange die Farbe, weshalb Avocado-Öl auch in unzähligen konventionellen Shampoos, Kuren und Conditionern enthalten ist. Allerdings haben die se oftmals einen Nachteil: Viele enthalten sogenannte Silikone. Die überziehen das Haar mit einer Art Kunststofffilm. Dann sieht es zwar ganz schnell glatt und glänzend aus, kaputte Stellen werden aber nicht wirklich repariert, sondern nur von einem künstlichen, wasserundurchlässigen Mantel überzogen. Deshalb sehen die Haare oft strohig aus, wenn man von silikonhaltiger zu silikonfreier Pflege wechselt. Bereits bestehende Schäden treten dann zutage. Avocado-Öl beugt dem vor. Es dringt tief ins Haar ein und baut es wieder auf. Optisch hat es eine ähnliche Wirkung wie Silikone, allerdings ohne zu beschweren. Es schenkt den Haaren Glanz und Kämmbarkeit und baut sie wieder auf.

Die Verwendung silikonhaltiger Mittel kann auf Dauer sogar zu verstärktem Haarausfall führen. Denn lagert sich eine Kunststoffschicht nach der anderen an der Kopfhaut ab, kann sie nicht mehr atmen. Dann reagiert sie gereizt. Sie kann brennen und jucken – und durch diese Entzündungsreaktion fallen eben auch Haare aus. Die Kombination von Tonerde und Avocado-Öl wäscht Silikone zuverlässig heraus.

Auf der Liste der Inhaltsstoffe erkennen Sie die verschiedenen Silikone an den Endungen »-cone« oder »-siloxane«. Ein weiterer Nachteil, über den kaum gesprochen wird, ist die Belastung unserer Gewässer und des Grundwassers durch tonnenweise ausgespülte Silikone. Naturkosmetik ist also nicht nur gut für uns, sondern auch für unsere Umwelt.

Verzichten Sie zudem unbedingt auf Shampoos mit Acrylaten. Diese giftigen Erdölprodukte reizen die Haut extrem. Bei manchen Zutatenlisten konventioneller Shampoos ist es fast ein Wunder, wenn die Kopfhaut nicht mit einer Entzündung reagiert. Auch die Polyethylenglykole (PEGs) sind zu meiden. Sie dienen in konventioneller Kosmetik als Emulgatoren von Wasser und Fett. Da Avocado-Öl selbst hervorragende emulgatorische Eigenschaften besitzt, können wir auf diese künstlichen Zusätze getrost verzichten. Denn PEGs können die Kopfhaut durchlässiger für Schadstoffe machen. Konservierende Parabene bergen zudem ein unnötiges Allergiepotenzial und finden sich deshalb ebenfalls nicht in den Rezepturen dieses Buchs.

Die Palmitoleinsäure und die ungesättigten Fettsäuren der Avocado ummanteln die Haare mit einer unsichtbaren schützenden Schicht und bewahren ihre Feuchtigkeit – lassen sie dabei aber noch atmen. Doch nicht nur die äußere Schutzschicht, auch die innere Struktur des Haars wird genährt. Phospholipide und Phytosterine dringen tief in die Haarzellen ein und bauen beschädigte Stellen wieder auf. Selbst stark strapaziertes Haar gewinnt so wieder an seidiger Elastizität. Auch plustern sich die Haare bei feuchtem Wetter weniger auf, ein natürlicher Anti-Frizz-Effekt. Ein Conditioner ist bei Anwendung dieser Shampoos und Haarmasken unnötig.

Gönnen Sie sich je nach Pflegebedürftigkeit Ihrer Haare etwa ein- bis zweimal im Monat eine der hier vorgestellten Haarkuren. Die Effekte halten lange an, sodass eine häufigere Anwendung fast immer unnötig sein wird. Bei den Haarmasken wird auch das Avocadofruchtfleisch verwendet. Denn das liefert zusätzliche wertvolle Vitamine. So kräftigt das darin enthaltene Biotin die Haarwurzeln, die Pantothensäure (Vitamin B_5) sorgt für gesundes Haarwachstum und beugt beginnendem Haarausfall vor. Gemeinsam mit Folsäure (Vitamin B_9) regt es die Teilung der Haarwurzelzellen an, sodass schneller neue Haare sprießen können. Das Ergebnis nach ein paar Monaten Anwendung ist eine volle, glänzende Mähne. Das üppige Haar schmeichelt dem Gesicht, wirkt vital und dynamisch. Pantothensäure schützt die Haare zusätzlich vor Schäden, die durchs Stylen auftreten können. Das Vitamin kann sogar vorzeitigem Ergrauen (vor dem 35. Lebensjahr) vorbeugen. Um den bestmöglichen Effekt zu erzielen, sollten Betroffene auch möglichst viele pantothensäurehaltige Lebensmittel wie die Avocado essen. Durch ihre Vitamine und Aminosäuren macht die grüne Frucht zudem stressresistenter – und Stress ist eine der häufigsten Ursachen für übermäßigen Haarausfall. Auch einer anderen weitverbreiteten Ursache wirkt die Avocado entgegen: chronischen Entzündungen. Gesund essen bedeutet eben auch immer Schönheitspflege von innen.

Die Rezepturen für Shampoos und Haarkuren in diesem Kapitel sind alle ruckzuck in unter fünf Minuten angerührt. Wir verzichten dabei bewusst auf Tenside und Konservierungsstoffe – und auch auf ätherische Öle, die ebenfalls eine empfindliche Kopfhaut reizen könnten. Der natürliche Säureschutzmantel der Kopfhaut bleibt durch die selbst angerührten Shampoos erhalten. Das verhindert ein übermäßiges Rückfetten, sodass die Haare nach einer Umstellungsphase von ein paar Wochen seltener gewaschen werden müssen. Kräuterauszüge aus Heilpflanzen regulieren zusätzlich die Talgproduktion.

Die Haarkuren arbeiten Sie am besten immer zuerst in die Längen ein, sodass sich die Einwirkzeit dort verlängert. Pürieren Sic dic Zutaten bitte immer sorgfältig mit einem Stabmixer. Kleine Fruchtstückchen sind sonst später schwierig zu entfernen. Am besten bereiten Sie Ihre Pflegemittel direkt vor der Anwendung frisch zu, dann wirken sie am besten. Viel Spaß beim Zubereiten und viel Freude an Ihrem kräftigen, glänzenden und vollen Haar!

STÄRKENDE SHAMPOOS

Mildes Basisshampoo: Avocado-Kamille

Bei empfindlicher Kopfhaut

SIE BRAUCHEN

3 EL Kamillentee
1 EL grüne Tonerde
1 EL Mehl
1 ml Avocado-Öl (Messlöffel verwenden)

ANWENDUNG

Einen Beutel Kamillentee mit etwa einer halben Tasse kochendem Wasser überbrühen, 25 Minuten ziehen lassen. Die Tonerde mit dem Mehl und dem Avocado-Öl in eine Schüssel geben. Mit dem abgekühlten Kamillentee anrühren. Auf die Kopfhaut auftragen und sanft einmassieren. Gut ausspülen. Auch als Babyshampoo geeignet.

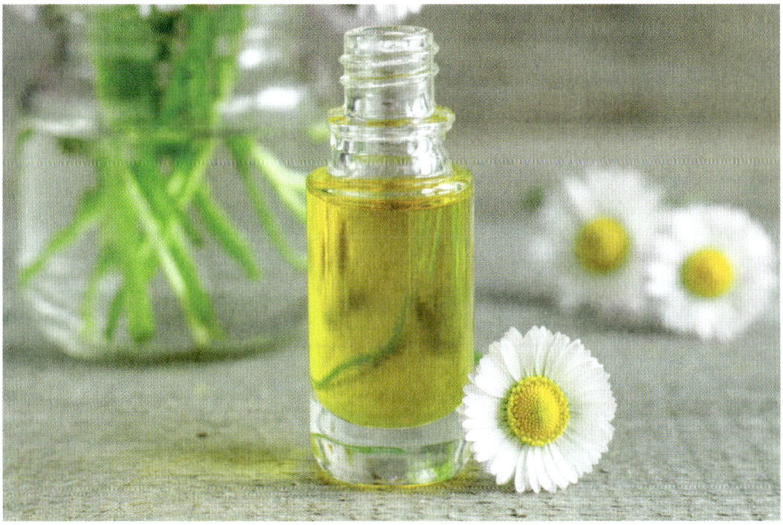

Shampoo gegen Schuppen: Apfel-Avocado mit Melisse

Lindert Juckreiz

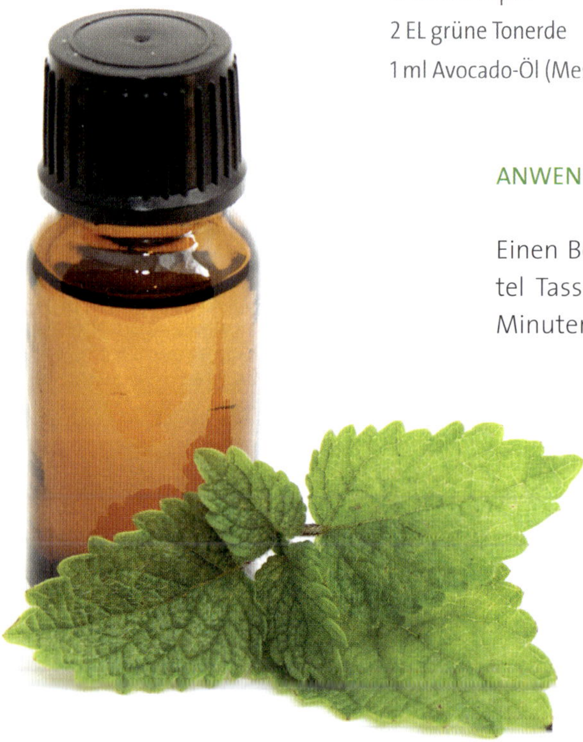

SIE BRAUCHEN

2 EL Melissentee
½ kleinen Apfel
2 EL grüne Tonerde
1 ml Avocado-Öl (Messlöffel verwenden)

ANWENDUNG

Einen Beutel Melissentee mit etwa einer drittel Tasse kochendem Wasser überbrühen. 25 Minuten ziehen lassen.

Den Apfel schälen, die Hälfte in eine Schüssel raspeln und pürieren. Tonerde und Avocado-Öl dazugeben, dann mit 2 EL Melissentee anrühren. Auf die Kopfhaut auftragen und sanft einmassieren. Gut ausspülen.

Kräftigendes Shampoo: Avocado-Zimt

Bei übermäßigem Haarausfall

SIE BRAUCHEN

3 EL Brennnesseltee
2 EL grüne Tonerde
Je eine Prise Zimt und Kardamom
1 ml Avocado-Öl (Messlöffel verwenden)

ANWENDUNG

Einen Beutel Brennnesseltee mit etwa einer halben Tasse Wasser überbrühen. Auf Handtemperatur abkühlen lassen. Die Tonerde, die Gewürze und das Avocado-Öl in eine Schüssel geben. Mit dem Brennnesseltee anrühren. Auf die Kopfhaut auftragen und sanft einmassieren. Gut ausspülen.

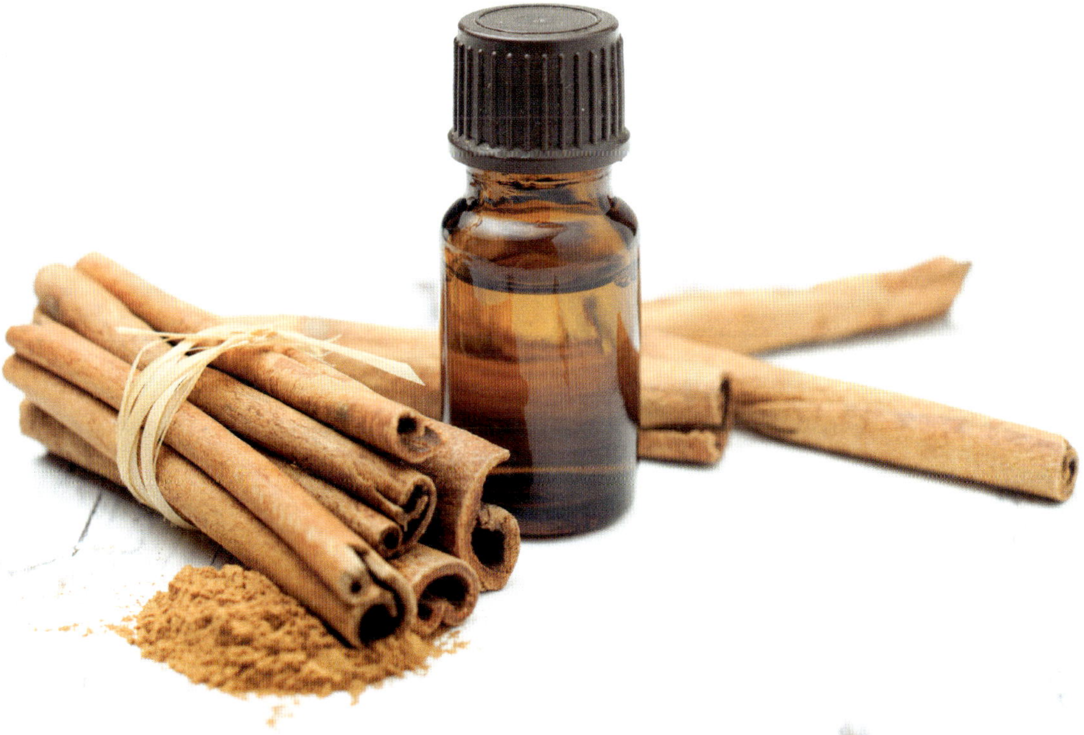

HAARKUREN

Repair-Kur für strapazierte Haare: Avocado-Hafer-Honig

Ideal bei Spliss

SIE BRAUCHEN

½ Avocado
1 TL Avocado-Öl
1 TL Wasser
1 Eigelb
1 EL Hafermehl oder zart schmelzende Haferflocken

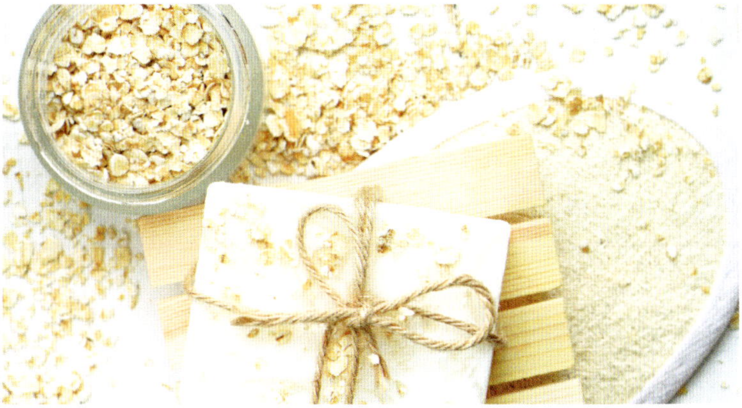

ANWENDUNG

Das Avocadofruchtfleisch mit einem Pürierstab zerkleinern. Die restlichen Zutaten dazugeben und noch kurz weiter pürieren.

Legen Sie sich ein altes Handtuch auf die Schultern und arbeiten Sie die Mischung zunächst in die Längen ein, legen diese um den Kopf und geben dann den Rest der Haarkur darauf.

Duschhaube aufsetzen (alternativ: mit Frischhaltefolie abdecken) und zum Warmhalten mit einem Handtuch umwickeln. Mindestens 30, besser 60 Minuten einwirken lassen, dann unbedingt lauwarm ausspülen – heißes Wasser würde das Ei in den Haaren gerinnen lassen.

Haarmaske für mehr Glanz: Avocado-Mango mit Aloe vera

Belebt stumpfes Haar

SIE BRAUCHEN

1 EL Aloe-vera-Gel
½ Avocado
¼ Mango
1 TL Avocado-Öl
2 TL Wasser

ANWENDUNG

Aloe-vera-Gel in eine Schüssel geben, das Fruchtfleisch der Avocado hinzufügen und leicht zerdrücken. Das Mangofruchtfleisch würfeln, mit dem Avocado-Öl hinzufügen. Etwas Wasser dazugeben.

Mit einem Pürierstab zu einer cremigen Paste verarbeiten. Ein Handtuch um die Schultern legen, die Paste Strähne für Strähne in die Längen einarbeiten. Haaransatz dabei aussparen. Haare im Nacken zusammenstecken, mit Frischhaltefolie umwickeln und das Handtuch von den Schultern darumwickeln. 20 Minuten einwirken lassen, lauwarm ausspülen. Wichtig: Die Paste darf nicht eintrocknen, sonst würde das Ausspülen erschwert.

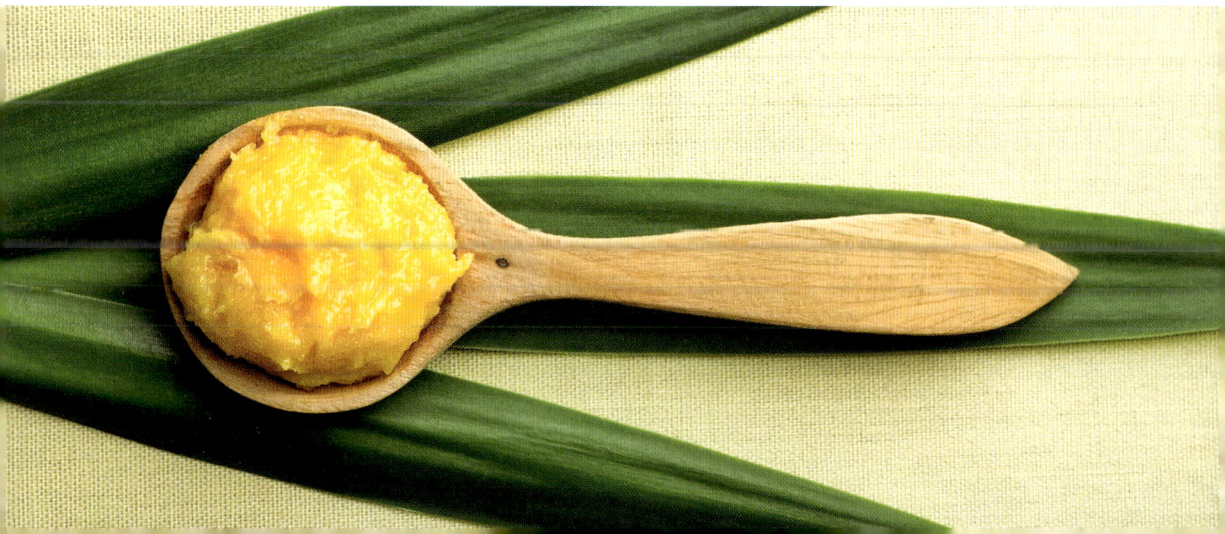

Volumenkur: Avocado-Kokos

Fördert das Haarwachstum

SIE BRAUCHEN

½ Avocado
1 TL Avocado-Öl
1 EL Kokosmilch
2 Tropfen ätherisches Jasminöl

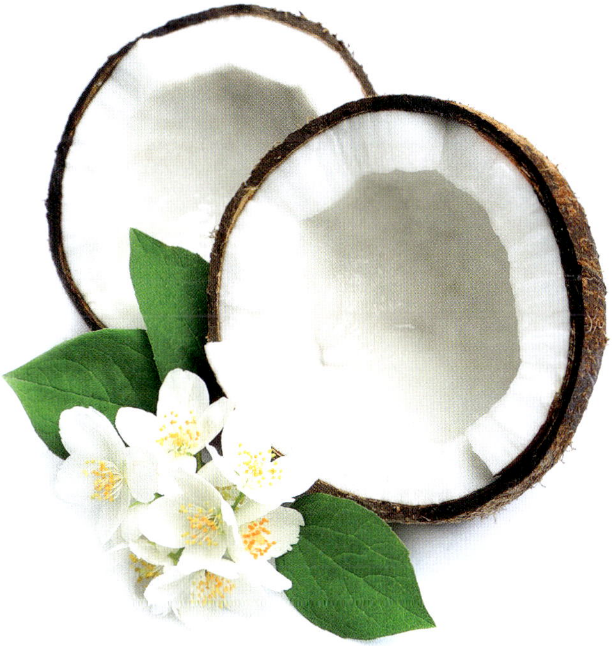

ANWENDUNG

Das Fruchtfleisch der Avocado mit dem Avocado-Öl, der Kokosmilch und dem Jasminöl pürieren.

Erst Strähne für Strähne in die Längen geben. Dabei immer eine Strähne zwirbeln, wenn die Maske aufgetragen wurde, so bleibt alles an Ort und Stelle, und es gibt keine Kleckse auf dem Boden. Die Strähnen um den Kopf legen, den Rest der Maske auf dem Oberkopf verteilen.

Zirka 25 Minuten unter einer Duschhaube umwickelt mit einem Frotteehandtuch einwirken lassen, dann mit einem milden Shampoo auswaschen.

Haaröl für die Spitzen: Avocado-Jojoba-Kokos

Für kaputtes, störrisches Haar

SIE BRAUCHEN

1 TL Kokosfett
1 TL Avocado-Öl
1 TL Jojobaöl
1 Tropfen ätherisches Vanilleöl

ANWENDUNG

Das Kokosfett kurz anwärmen, sodass es flüssig wird. Dazu reicht es schon, es in einem Glas kurz auf die Heizung zu stellen. Die anderen Öle hinzufügen und gut vermischen. Nehmen Sie bei schulterlangem Haar etwa eine Fingerspitze voll und arbeiten Sie das Öl in die Spitzen und gegebenenfalls in die Längen ein. Mindestens eine Stunde einwirken lassen, dann auswaschen.

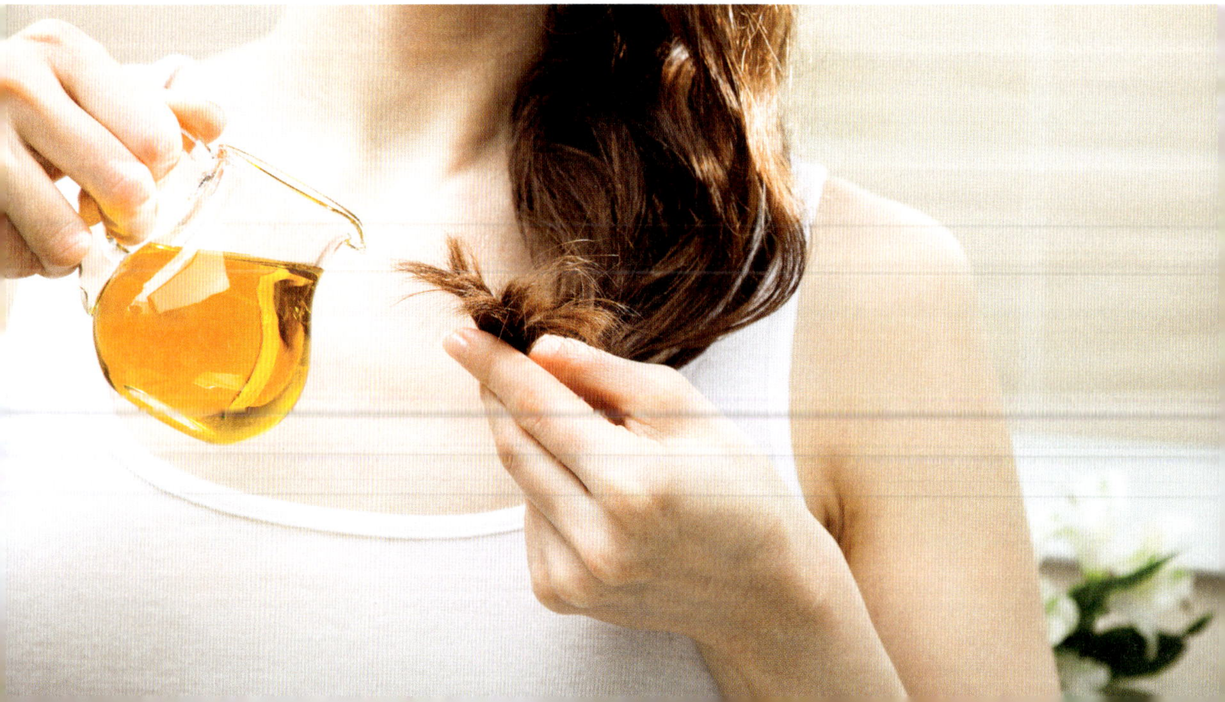

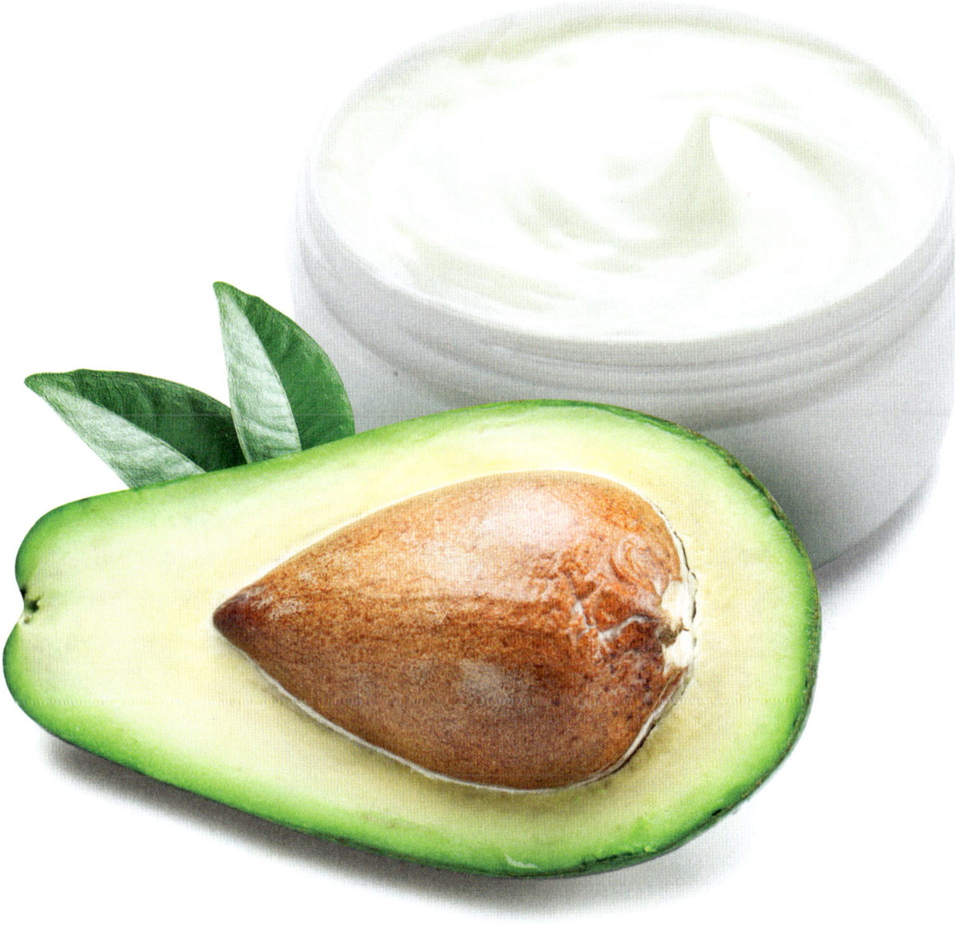

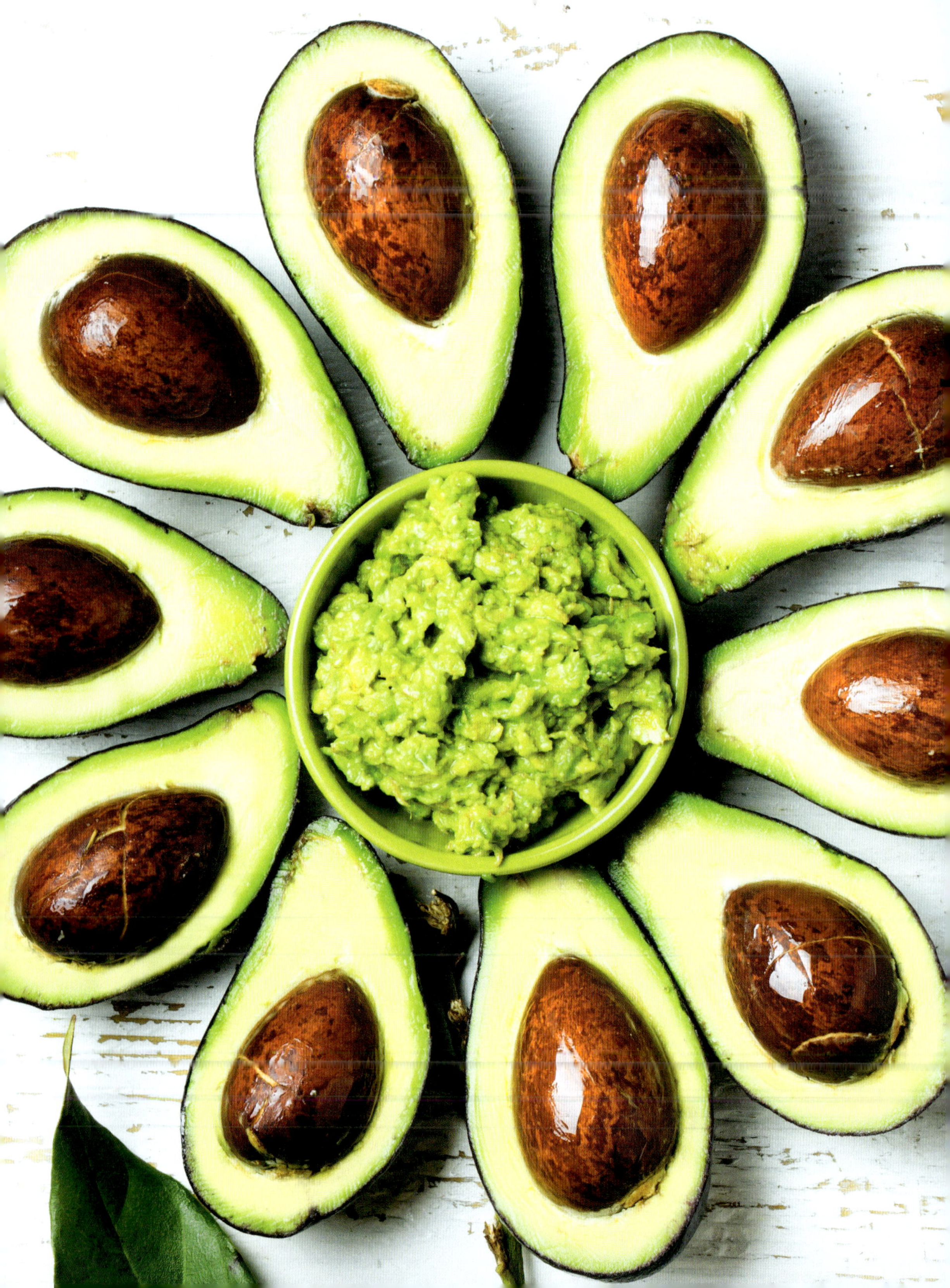

SCHLEMMEN MIT AVOCADO

Die Butterfrucht des Waldes • Salate und Vorspeisen • Snacks und leichte Gerichte • Dips und Dressings • Suppen • Hauptgerichte • Desserts • Getränke

Die Butterfrucht des Waldes

Das größte Argument für die Avocado: Sie ist unglaublich lecker. Besser als Butter macht sie sich auf dem Brot oder in herzhaften und süßen Snacks. Tauschen Sie 2 TL Butter gegen 2 TL Avocadofruchtfleisch, so sparen Sie etwa 150 Kalorien und gewinnen dafür wertvolle ungesättigte Fette sowie fast 20 verschiedene Vitamine und gesunde Pflanzenstoffe.

Der neue Küchenstar hat in seinen Heimatländern schon lange Tradition.

In Herkunftsländern wie Mexiko und Guatemala ist die Avocado ein Grundnahrungsmittel. In Asien wird die Avocado mit Vorliebe in Smoothies und Milchshakes gemischt. Auf beiden Kontinenten verleiht sie Süßspeisen eine cremige Konsistenz.

Doch echte Gourmets setzen nicht nur auf das Fruchtfleisch der Avocado, sondern auch auf ihr Öl. Es passt wunderbar zu Gemüse, Geflügel, Fisch und Meeresfrüchten. Weil es einen sehr hohen Rauchpunkt von 250° C hat, dürfen Sie damit auch scharf anbraten. Zum Vergleich: Natives Olivenöl hat einen Rauchpunkt von etwa 150° C und sollte nur bis auf mittlere Hitze erwärmt werden. Über den jeweiligen Rauchpunkt hinaus sollte kein Öl erhitzt werden, denn sonst leidet der Geschmack, wertvolle Inhaltsstoffe zerfallen, und es bilden sich sogar schädliche Substanzen. Mit Avocado-Öl sind Sie auf der sicheren Seite. Weil es so stabil ist, bleibt es auch länger haltbar als andere Öle. Selbst nach Anbruch der Flasche können Sie es noch etwa ein Jahr lang benutzen. Zum Vergleich: Sonnenblumenöl sollten Sie spätestens sechs Monate nach Anbruch entsorgen, weil es sonst ranzig wird. Dann riecht es nicht nur schlecht, sondern enthält auch Abbauprodukte, die der Gesundheit schaden können. Weil wir Avocado-Öl so vielseitig in der täglichen Küche einsetzen können, wird eine Flasche immer weit vor dem Verfallsdatum verbraucht sein.

Avocado-Öl bringt vor allem fruchtige Aromen sehr gut zur Geltung. Wer einmal eine Tomatensauce mit Avocado-Öl zubereitet hat, wird nie wieder auf ein anderes Fett zu diesem Zweck zurückgreifen wollen. Grund ist das darin enthaltene Lezithin: Das bewahrt beim Kochen die köstlichen Aromen, sodass das jeweilige Gericht noch geschmacksintensiver wird.

Verwenden Sie für alle cremigen Rezepte Avocados von der Sorte Hass. Damit wird die Konsistenz besonders seidig. Für geschnittene Stücke im Salat oder als Beilage eignen sich auch andere Sorten wie zum Beispiel die Fuerte. Grundsätzlich sollten alle verwendeten Früchte vollreif sein. Sofern nicht anders angegeben, beziehen sich die Mengenangaben auf mittelgroße Früchte oder Gemüse. Waschen Sie den Stabmixer nach dem Pürieren sofort unter klarem Wasser ab. Das geht sekundenschnell – und ist viel besser, als die Zutaten erst einmal eintrocknen zu lassen.

In vielen Rezepten kommt Zitronen-, Limetten- oder Orangensaft vor. Denn Vitamin C beugt unansehnlichen dunklen Verfärbungen nach dem Anschneiden vor. Doch auch frische Tomaten enthalten viel Vitamin C. Wird das Avocadofruchtfleisch mit anderen Zutaten wie zum Beispiel Quark oder Seidentofu vermischt, erhält auch das länger die schöne grüne Farbe.

Probieren Sie die vielfältige Welt der Avocado aus, genießen Sie sie querbeet von der Vorspeise bis zum Hauptgericht – und lassen Sie sich auch von der süßen Seite der Wunderfrucht verführen. Die Avocado und ihr Öl machen wunderbar satt, sodass bereits kleine Portionsgrößen ein wohlig-zufriedenes Gefühl auslösen. Wohl bekomm's!

SALATE UND VORSPEISEN

Tomaten-Bruschetta mit Avocado

Für 2 Personen

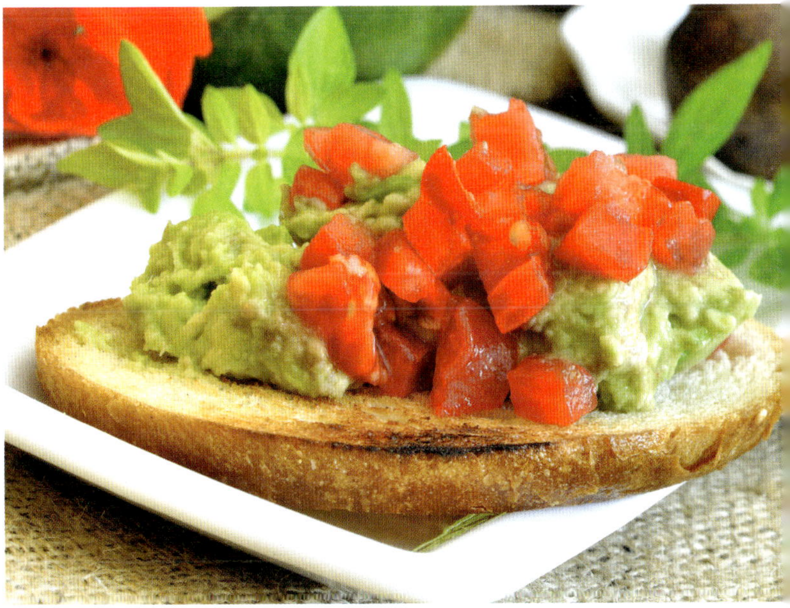

SIE BRAUCHEN

1 Knoblauchzehe
2 Scheiben Ciabatta-Brot
4 EL Avocado-Öl
100 g Cherrytomaten
⅓ Bund Petersilie
1 Avocado
½ Zitrone
Salz und Pfeffer

ZUBEREITUNG

Knoblauch anschneiden und damit je eine Seite der Brotscheiben einreiben. Je einen EL Avocado-Öl auf eine Brotscheibe verteilen. Zirka 3 Minuten in der Pfanne toasten.

Die Tomaten und die Petersilie klein hacken und mit dem Rest des Avocado-Öls mischen. Avocado halbieren, entkernen, das Fruchtfleisch auslöffeln und sofort mit dem Saft einer halben Zitrone beträufeln. Dann in einer Schüssel zerdrücken, bis die Mischung cremig wird. Mit Salz und Pfeffer abschmecken, die Avocadomischung auf dem Brot verteilen, die Tomatenmischung darübergeben und servieren.

Melonen-Feta-Salat mit Avocado-Marinade

Für 2 Personen

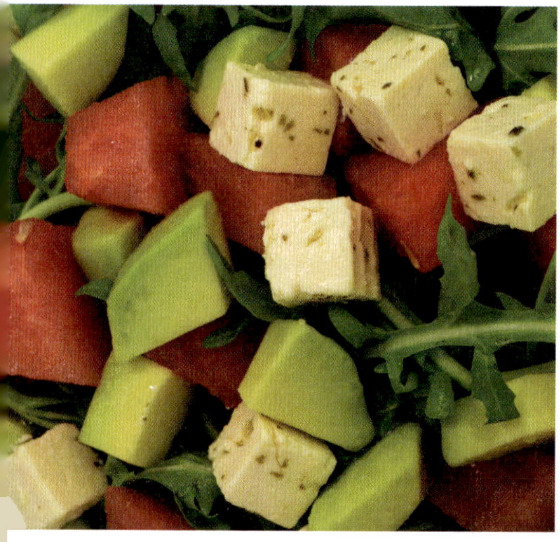

SIE BRAUCHEN

⅓ rote Zwiebel
2 Tassen Wassermelone, gewürfelt
½ Avocado, gewürfelt
¼ Tasse frische Minze, fein gehackt
⅓ Feta-Käse
1 Handvoll Rucola

FÜR DAS DRESSING

2 TL Avocado-Öl
½ TL Limettensaft
Salz und Pfeffer

ZUBEREITUNG

Zuerst das Dressing anrühren und dafür das Avocado-Öl mit dem Limettensaft, Salz und Pfeffer verquirlen. Dann die Zwiebel in feine Ringe schneiden. Zusammen mit den Wassermelonen- und Avocadowürfeln, dem Rucola und der frischen Minze in eine Schüssel geben. Das Dressing darübergeben und alles gut verrühren. Abdecken und eine halbe Stunde im Kühlschrank marinieren lassen. Kurz vor dem Servieren den Feta-Käse zu Krümeln zerdrücken und dazugeben. Noch einmal umrühren.

Erdbeer-Avocado-Salat

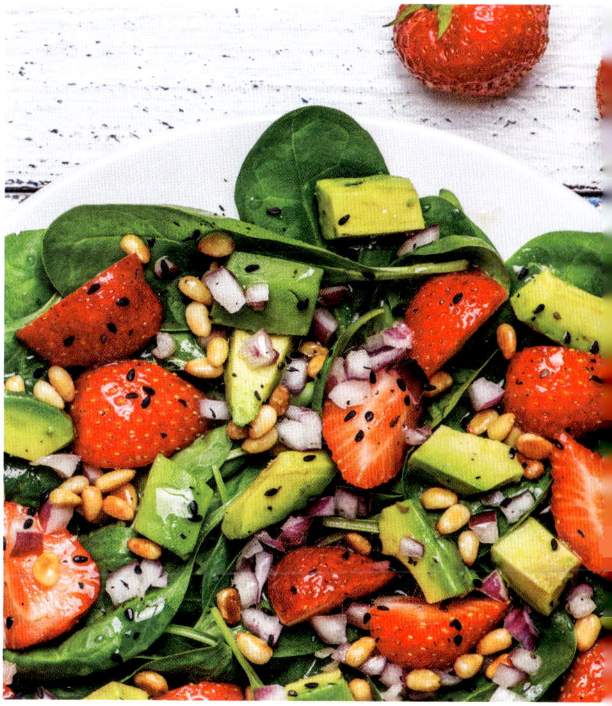

Für 2 Personen

SIE BRAUCHEN

4 Tassen gemischter Baby-Leaf-Salat
3 Tassen Erdbeeren, geviertelt
1 Avocado
4 TL Pinienkerne

FÜR DAS DRESSING

½ Tasse Erdbeeren, in feine Stücke geschnitten
½ Schalotte, fein gehackt
2 TL weißer Balsamico-Essig
1 TL Honig
Salz und Pfeffer
2 TL Avocado-Öl
1 TL Estragon, frisch gehackt

ZUBEREITUNG

Zuerst das Dressing: Verrühren Sie die fein gehackten Erdbeeren mit Schalotte, Essig, Honig, Salz und Pfeffer in einer Schüssel. Avocado-Öl und Estragon hinzufügen. 1 EL dieses Dressings beiseitestellen.

Den Baby-Leaf-Salat und die geviertelten Erdbeeren in die Schüssel geben und mit dem Dressing gut vermischen. Mit Avocadospalten und Pinienkernen garnieren, das restliche Dressing darübergeben.

Detox-Salat mit Avocado, Rucola, Mango und Walnüssen

Für 2 Personen

SIE BRAUCHEN

2 Tassen Rucola
½ Mango
1 Avocado
10–12 Walnusshälften

FÜR DAS DRESSING

2 EL Avocado-Öl
75 ml Orangensaft
1 TL Honig
Salz und Pfeffer

ZUBEREITUNG

Für das Dressing das Avocado-Öl mit dem Orangensaft und dem Honig verrühren, mit Salz und Pfeffer abschmecken.

Rucola waschen und in eine Schüssel zerzupfen. Avocado auslöffeln und das Fruchtfleisch erst in Spalten schneiden. ½ Mango schälen und ebenfalls in schmale Spalten schneiden. Beides zum Salat geben. Das Dressing hinzufügen und alles gut vermengen. Den servierfertigen Salat mit Walnüssen garnieren.

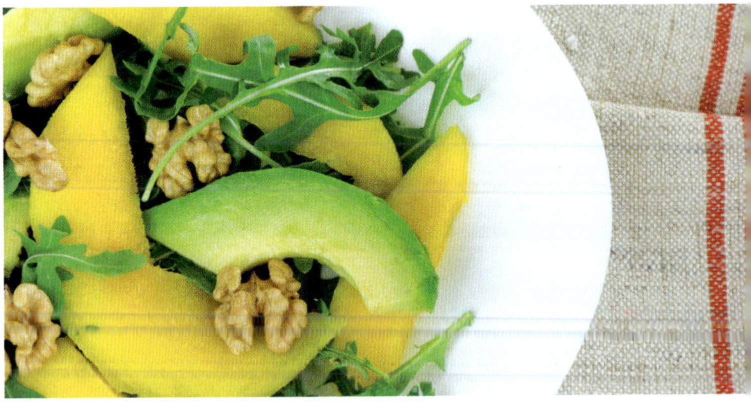

Avocado gefüllt mit scharfen Mango-Garnelen

Für 4 Personen

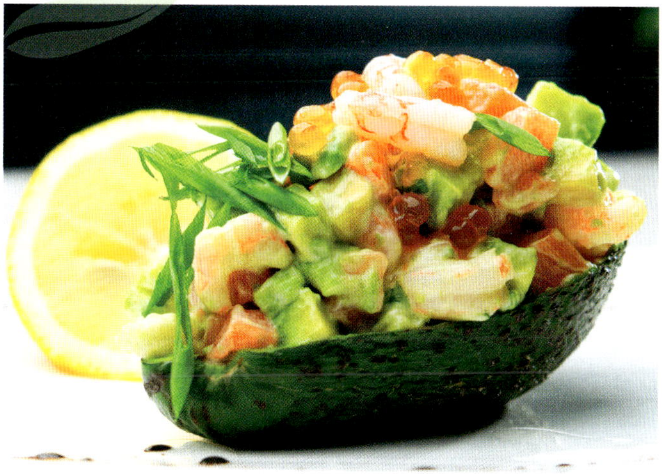

SIE BRAUCHEN

1 Tasse TK-Garnelen
2 TL Avocado-Öl
1 Mango
1 Limette
3–4 Estragonstängel
1 Messerspitze Chili
Salz und Pfeffer
2 Avocados
1 EL Forellen-Kaviar bei besonderen Anlässen

ZUBEREITUNG

Die Garnelen in der Pfanne in 1 TL Avocado-Öl braten.

Währenddessen das Mangofruchtfleisch würfeln und mit der Hälfte des Limettensafts, dem Estragon und dem Chili vermischen. Die Garnelen hinzufügen und gut umrühren. Mit Salz und Pfeffer abschmecken und etwa 10 Minuten marinieren lassen. Wer mag, kann bei besonderen Anlässen je einen Esslöffel Forellen-Kaviar beifügen. Das gibt dem Ganzen das gewisse Etwas.

Die Avocados halbieren und entkernen. Mit dem restlichen Limettensaft beträufeln. Die scharfe Garnelenmischung in die Vertiefung geben und servieren.

SNACKS UND LEICHTE GERICHTE

Avocado-Garnelen-Wrap

Für 2 Personen

SIE BRAUCHEN

1 EL Avocado-Öl
1 Packung TK-Garnelen
1 Knoblauchzehe
Salz und Pfeffer
1 Frühlingszwiebel
½ Paprika
1 Avocado
½ Limette
1 Handvoll gemischter Sprossen, z. B. Alfalfa, Mungbohnen, Radieschen
2 große Tortillas

ZUBEREITUNG

1 EL Avocado-Öl in einer Pfanne erhitzen und die Garnelen zusammen mit dem Knoblauch und Salz anbraten.

Die Frühlingszwiebel und die Paprika klein schneiden. Avocadofruchtfleisch auslöffeln und ebenfalls in mundgerechte Stücke schneiden. 2 bis 3 Spritzer Limettensaft darübergeben. Zusammen mit den Sprossen verrühren, pfeffern und salzen.

Derweil die Tortillas kurz angrillen. Dann die Gemüsemischung auf die beiden Tortillas verteilen und anschließend die fertigen Garnelen darübergeben. Fest aufrollen und zur Hälfte mit Butterbrotpapier umwickeln.

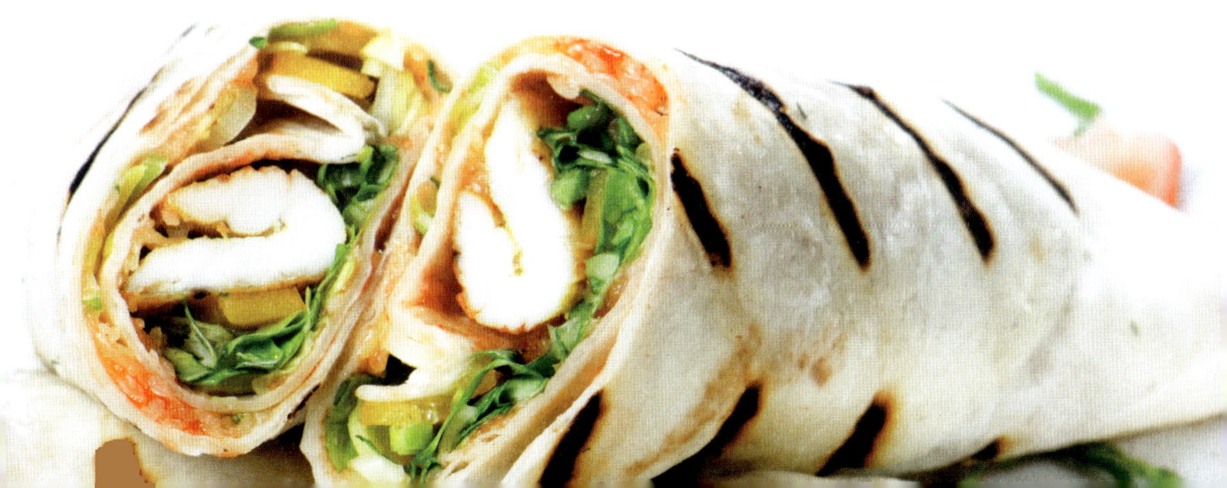

Eiersalat mit Avocado

Für 2 Personen

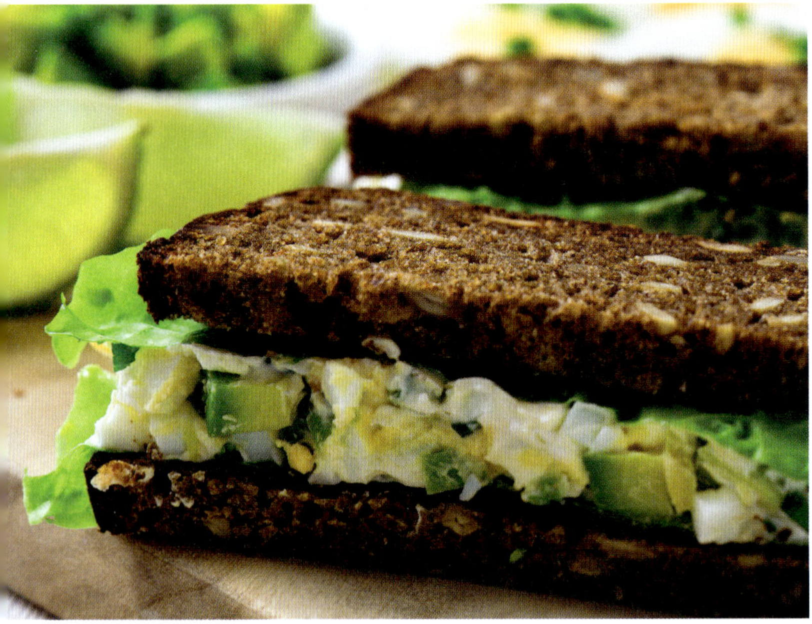

SIE BRAUCHEN

3 Eier
½ Avocado
1 TL Zitronensaft
1 EL Avocado-Öl
1 TL Senf
Salz
5 Stängel Schnittlauch
2 Scheiben Vollkornbrot
1 Blatt Römersalat

ZUBEREITUNG

Die Eier hart kochen. Währenddessen das Avocadofruchtfleisch auslöffeln, würfeln und mit Zitronensaft beträufeln. Das Avocado-Öl und den Senf dazugeben. Die Mischung salzen und mit einer Gabel zerdrücken. Die Eier abschrecken, pellen und in kleine Stücke schneiden. Mit der Avocadomischung zerdrücken. Schnittlauch fein hacken, dazugeben und alles gut umrühren. Zum Schluss den Römersalat auf eine Scheibe Vollkornbrot legen, die Mischung darauf verstreichen, mit der zweiten Scheibe zuklappen und reinbeißen.

Hähnchenbrust auf Linsen mit Kirsch-Avocado-Dressing

Für 2 Personen

TIPP

Bereiten Sie eine Gemüsebrühe aus vermeintlichen Küchenresten zu. Denn der Brokkolistrunk, der übrig gebliebene Sellerie und die Kohlrabiblätter geben eine herrliche Würze – ganz ohne das Glutamat vieler Instant-Brühen. Mit Wasser übergießen, bis die Gemüsereste ganz überdeckt sind. Geben Sie Maggikraut (Liebstöckel), Petersilie und je nach Menge 1 TL bis 1 EL Avocado-Öl dazu. Auf niedriger Temperatur so lange ziehen lassen, bis der dickste, härteste Gemüserest weich ist. Abseihen, mit Salz und Pfeffer würzen. In ausgekochte Gläser mit Schraubverschluss füllen und schnell verschließen. Im Kühlschrank aufbewahren.

SIE BRAUCHEN

100 g rote Linsen
1 EL Gemüsebrühe
3 EL Avocado-Öl
3 EL Kirschbalsamico
Kerbel, Schnittlauch, Petersilie
½ Knoblauchzehe
Salz und Pfeffer
2–3 Amarena-Kirschen
150 g Hähnchenbrust

ZUBEREITUNG

Linsen waschen und 10 Minuten im kochenden Wasser garen. Die Gemüsebrühe hinzugeben und noch weitere 2 bis 5 Minuten garen lassen. Die Linsen sollten noch knackig sein, wenn Sie sie abschütten und mit kaltem Wasser abschrecken. Während die Linsen kochen, das Dressing anrühren. Dazu 2 EL Avocado-Öl mit 1 EL Kirschbalsamico, den fein gehackten Kräutern, dem gepressten Knoblauch, Salz und Pfeffer verquirlen. Das Dressing über die Linsen geben und alles gut verrühren. Amarena-Kirschen halbieren und damit den Salat dekorieren. Die Hähnchenbrust in 1 EL Avocado-Öl knusprig anbraten, mit Salz und Pfeffer abschmecken und mit 2 EL Kirschbalsamico ablöschen. Gleich aus der Pfanne auf den Linsensalat geben und servieren.

Quinoa-Avocado-Salat

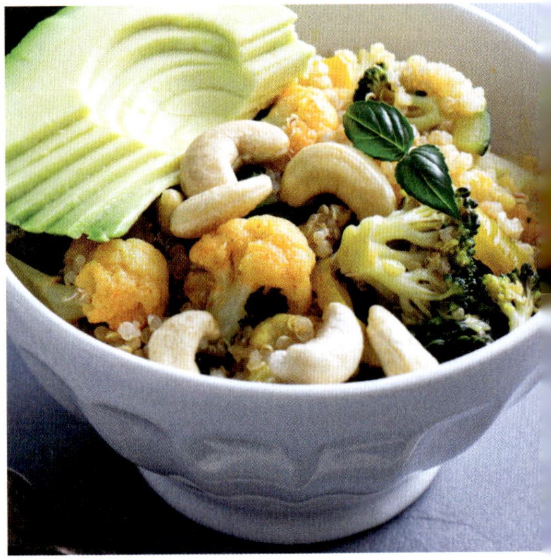

Für 2 Personen

SIE BRAUCHEN

1 Schalotte
2 TL Avocado-Öl
1 Tasse Quinoa
2 EL Blumenkohl
2 EL Brokkoli
¼ Salatgurke
½ Limette
½ Avocado
Salz und Pfeffer
1 Handvoll Cashewkerne

ZUBEREITUNG

Schalotte fein hacken und in 1 TL Avocado-Öl anschwitzen. Die Quinoa dazugeben und mit der Gemüsebrühe aufkochen. 20 Minuten lang köcheln lassen, vom Herd nehmen und abkühlen lassen.

Währenddessen den Blumenkohl und den Brokkoli in mundgroße Stücke zerkleinern und waschen, die Gurke in feine Scheiben schneiden und die Limette auspressen. Das Avocadofruchtfleisch auslöffeln, mit der Hälfte des Limettensafts beträufeln und längs in Spalten schneiden. Den Blumenkohl und Brokkoli zur Hälfte mit kochendem Wasser bedecken und 5 Minuten garen lassen, sodass das Gemüse noch schön knackig ist.

Ist die Quinoa schon auf Zimmertemperatur abgekühlt, das Gemüse und die Avocado unterheben. Den restlichen Limettensaft mit dem restlichen Avocado-Öl vermischen, salzen und pfeffern. Über die Quinoamischung geben und umrühren. Mit Cashewkernen bestreuen und servieren.

Lachs in Sesam und Orange auf einem Avocado-Bett

Für 2 Personen

SIE BRAUCHEN

2 Lachsfilets
1 Orange
1 Msp. flüssigen Honig
2 EL Avocado-Öl
Salz und Pfeffer
4 EL Sesamsamen
2 Avocados

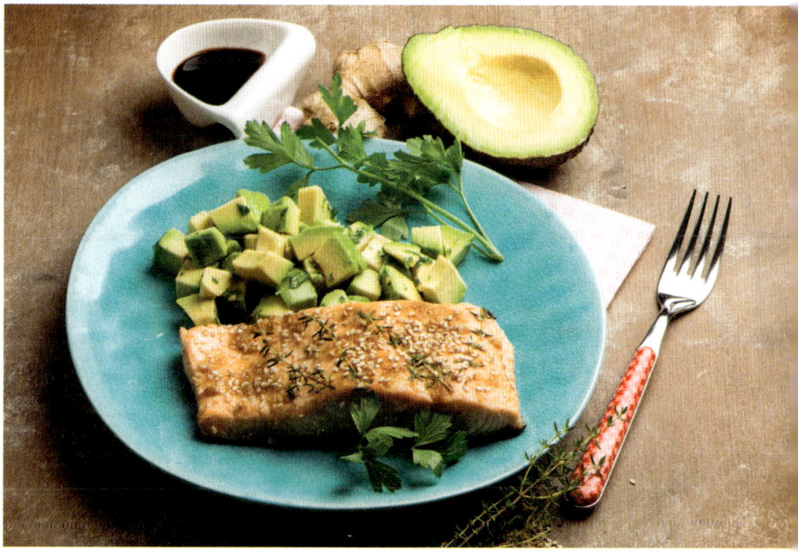

ZUBEREITUNG

Die tiefgefrorenen Lachsfilets etwa 2 Stunden lang auftauen lassen. Abspülen und mit Küchenpapier trocken tupfen. Orangensaft in einer Saftpresse ausdrücken, diesen mit Honig und 1 EL Avocado-Öl verrühren, mit Salz und Pfeffer abschmecken. Den Fisch mit Salz und Pfeffer würzen, in Sesam wenden und bei mittlerer Hitze auf beiden Seiten 5 bis 6 Minuten in einem weiteren Löffel Avocado-Öl braten. Währenddessen das Avocadofruchtfleisch in kleine Stücke schneiden. Mit etwa der Hälfte der Marinade übergießen und den Fisch daneben anrichten. Die andere Hälfte der Marinade mit einem Löffel darübergeben.

Turbo-Sandwich mit Avocado, Erdnussbutter und Ei

Für einen erholsamen Schlaf:

Die Zutaten hier versorgen Sie mit ganz viel Tryptophan, aus dem der Körper das Schlafhormon Melatonin herstellt.

Für 1 Person

SIE BRAUCHEN

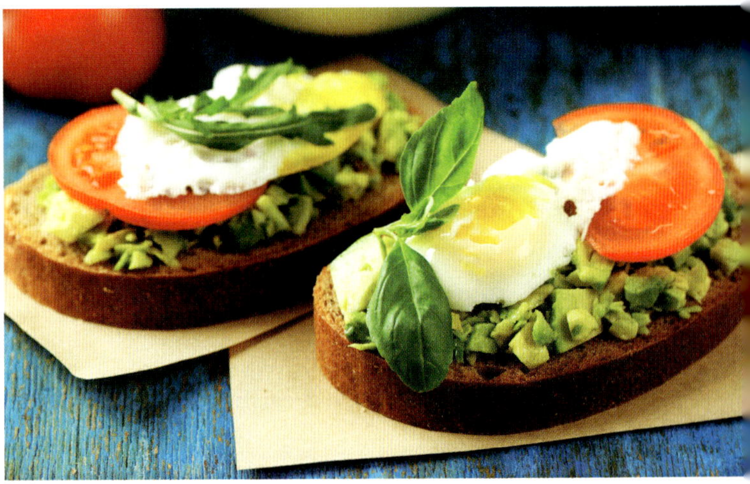

- 2 Scheiben Vollkornbrot
- 2 Eier
- 2 EL Avocado-Öl
- 1 Avocado
- 1 Zitrone
- Salz und Pfeffer
- 2 EL Erdnussbutter
- ½ Tomate
- 2 Stängel Rucola oder Basilikum

ZUBEREITUNG

Zwei Scheiben Vollkornbrot in den Toaster stecken. Derweil braten Sie zwei Spiegeleier in Avocado-Öl und zerdrücken währenddessen das Fruchtfleisch der Avocado, geben ein paar Spritzer Zitronensaft darüber und würzen es mit Salz und Pfeffer. Bestreichen Sie die fertigen Toastscheiben mit Erdnussbutter, geben Sie das Avocadofruchtfleisch darauf. Tomate in Scheiben schneiden und darauf drapieren. Die Eier aus der Pfanne auf den Toast legen, mit Basilikum oder Rucola garnieren.

Noch schneller ist diese kohlenhydratarme Variante: Zwei Eier in der Pfanne in Avocado-Öl braten. Eine Avocado aufschneiden, entkernen, mit Zitronensaft bespritzen, salzen und pfeffern. Je ein Ei in die aufgeschnittenen Avocadohälften legen. Fertig!

DIPS UND DRESSINGS

Pikante Mayonnaise de luxe

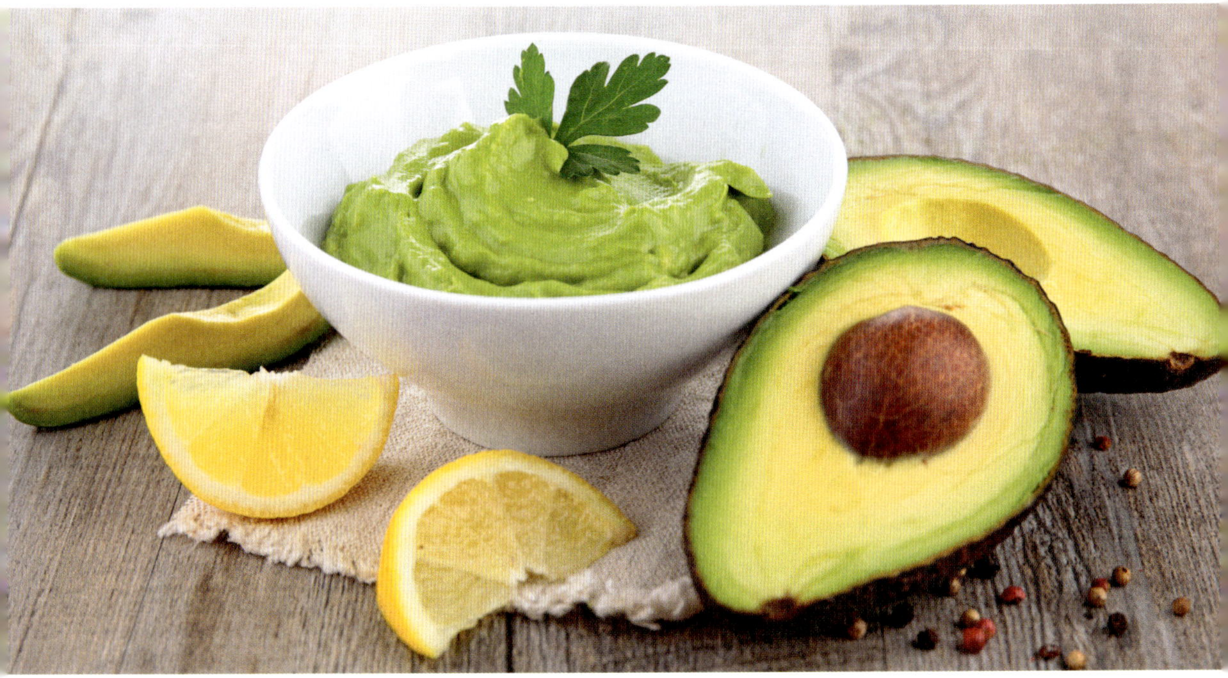

SIE BRAUCHEN

½ Avocado
1 EL Avocado-Öl
2 TL Senf
1 TL Weißweinessig
½ Knoblauchzehe, gepresst
½ 1 L Zitronensaft
Salz und Pfeffer

ZUBEREITUNG

Alle Zutaten in eine Schüssel geben und pürieren. Mit Salz und Pfeffer abschmecken.

Joghurt-Avocado-Dressing

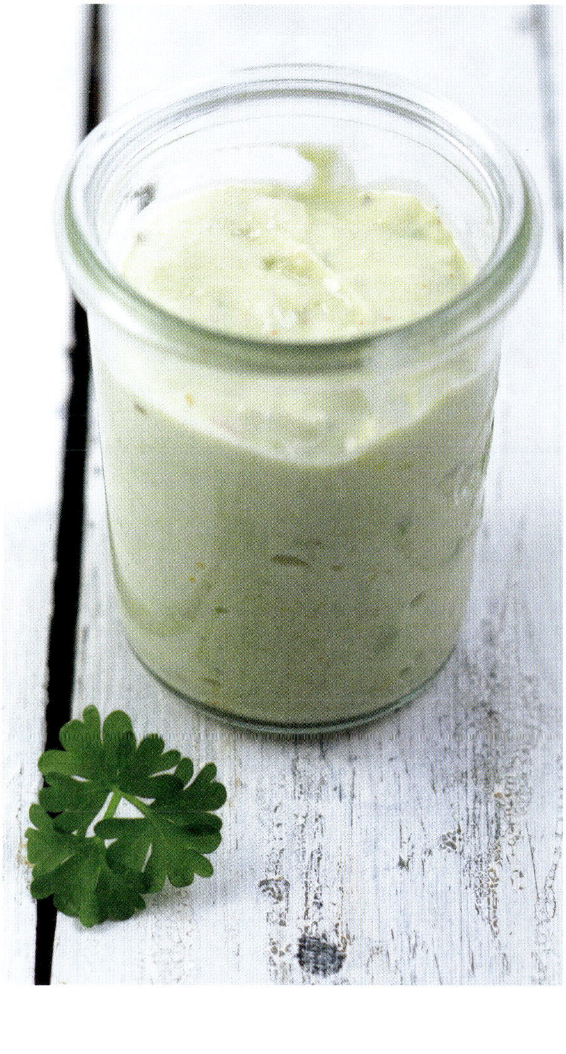

SIE BRAUCHEN

¼ grüne Chilischote
1 Stängel Schnittlauch
1 Stängel Koriander
1 Stängel Petersilie
½ Avocado
100 g Naturjoghurt
½ TL Weißweinessig
Salz und grüner Pfeffer

ZUBEREITUNG

Chili und die Kräuter so fein wie möglich hacken. Das Avocadofruchtfleisch mit einer Gabel zerdrücken und gleich mit Joghurt und Essig pürieren. Soll das Dressing etwas flüssiger sein, geben Sie nach und nach einen EL Wasser hinzu, bis die gewünschte Konsistenz erreicht ist. Zum Schluss die Kräuter untermischen, mit Salz und Pfeffer abschmecken.

Avocado-Hummus

SIE BRAUCHEN

100 g Kichererbsen aus dem Glas
1 kleine Knoblauchzehe
1 EL frisches Korianderkraut
1 Avocado
3 TL Zitronensaft
1 EL Avocado-Öl
1 EL Tahin (Sesam-Mus)
1 Prise Kreuzkümmel
Pfeffer und Salz
Cayennepfeffer

ZUBEREITUNG

Kichererbsen in ein Sieb abgießen und waschen. Knoblauch, Korianderkraut und das Fruchtfleisch der Avocado grob zerkleinern und vermengen. Zitronensaft darübergeben. Mit Avocado-Öl und Tahin-Paste zu einem sämigen Mus pürieren, mit Kreuzkümmel, Salz und Pfeffer abschmecken. Mit etwas Cayennepfeffer garnieren.

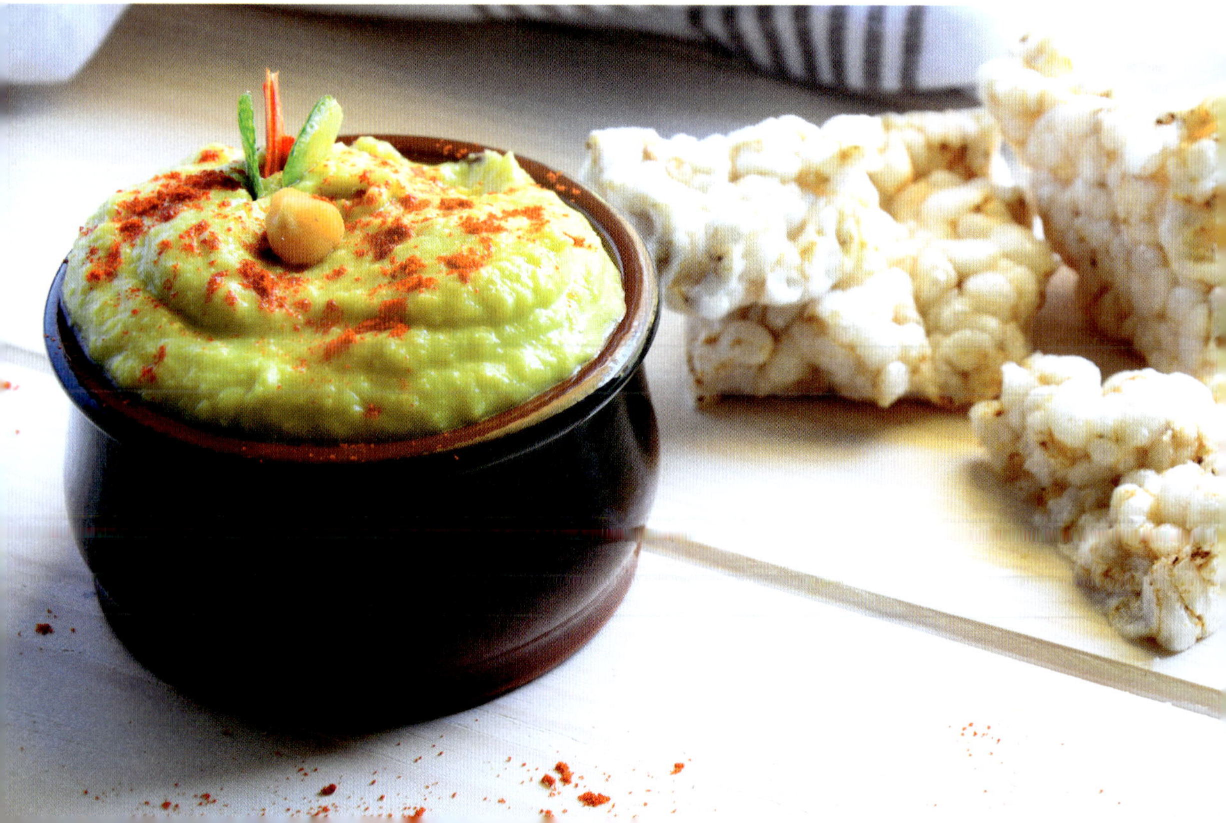

Ketchup à la Avocado

SIE BRAUCHEN

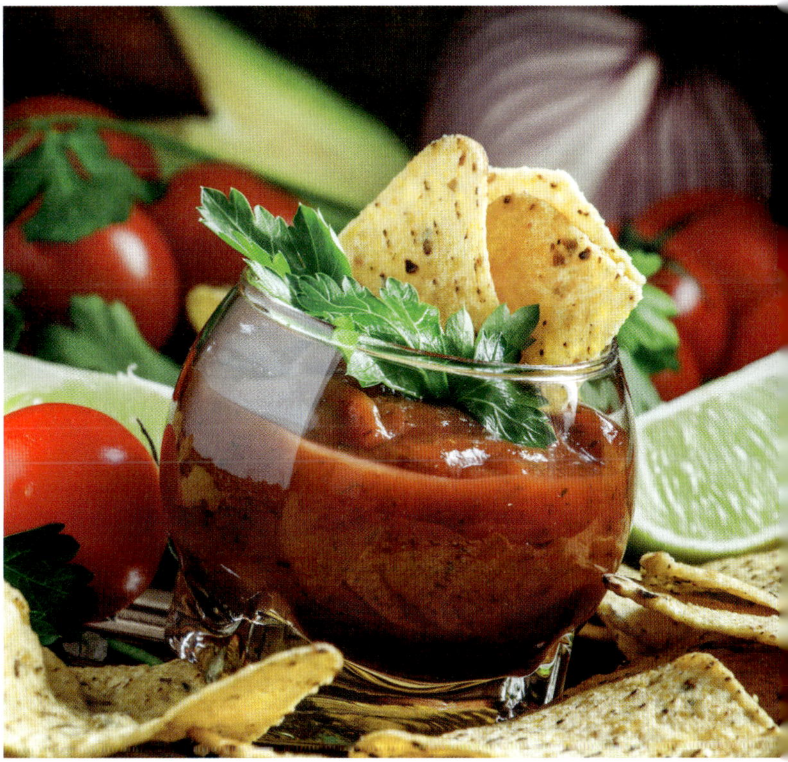

3 reife Tomaten
½ rote Zwiebel
1 Knoblauchzehe
1 EL Avocado-Öl
1 Prise Cayennepfeffer
1 TL Rosmarin, fein gehackt
Salz und Pfeffer
1 TL Apfelessig
¼ Avocado
1 EL Honig

ZUBEREITUNG

Die Tomaten überbrühen und häuten. Zwiebel und Knoblauch fein würfeln. Die Tomaten klein schneiden. Zusammen mit Zwiebel und Knoblauch im Avocado-Öl glasig anschwitzen. Die Gewürze und den Essig dazugeben und alles einkochen, bis es sämig ist. Abkühlen lassen.

Währenddessen das Fruchtfleisch der Avocado auslöffeln. Zusammen mit dem Honig unter die Tomatenmischung heben. Mit einem Pürierstab sämig mixen.

Guacamole

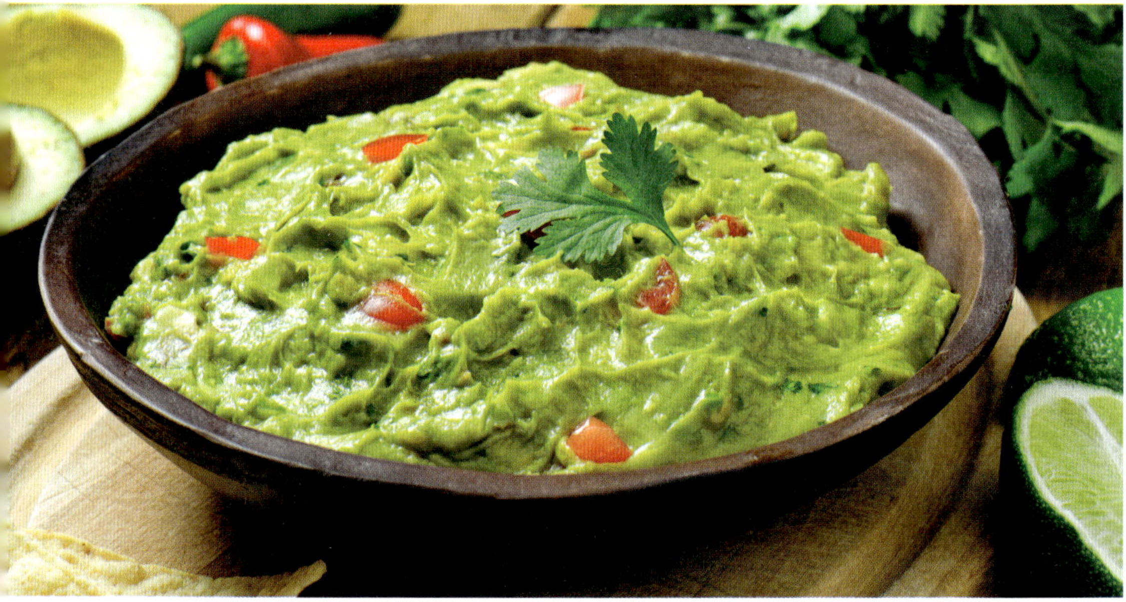

SIE BRAUCHEN

2 Avocados
1 Zitrone
1 Frühlingszwiebel
Salz und Pfeffer
1 kleine Tomate
Optional: 1–2 EL saure Sahne, 1 kleine, gepresste Knoblauchzehe

ZUBEREITUNG

Das Fruchtfleisch auslöffeln, mit Zitronensaft begießen und mit einer Gabel zerquetschen, sodass ein Brei entsteht. Die Frühlingszwiebel und die Tomate klein hacken und unterrühren. Mit Salz und Pfeffer abschmecken, gegebenenfalls die saure Sahne und den Knoblauch dazugeben. Alles gut verrühren.

In Mexiko wird die Guacamole meist mit dem Avocadokern in der Mitte serviert. Seine Enzyme sorgen dafür, dass der Dip über Stunden frisch und hübsch grün bleibt.

SUPPEN

Die Zutaten für sämtliche Suppen sind jeweils für eine Person berechnet.

Grüne Avocado-Paprika-Suppe

SIE BRAUCHEN

100 g mehlig kochende Kartoffeln
1 grüne Paprika
½ Zwiebel
1 Knoblauchzehe
1 EL Avocado-Öl
1 Tasse Gemüsebrühe
1 Stängel Thymian
Salz und Pfeffer
½ Avocado
1 EL Zitronensaft
3 EL Crème fraîche
Cayennepfeffer

ZUBEREITUNG

Die Kartoffeln schälen und in kleine Würfel schneiden. Die Paprika ebenfalls würfeln. Zwiebel und Knoblauch fein hacken und im Avocado-Öl glasig dünsten. Kartoffel- und Paprikawürfel zirka 3 Minuten lang mitdünsten. Gemüsebrühe dazugeben, mit Thymian, Pfeffer und Salz würzen und 15 Minuten köcheln lassen.

Währenddessen das Avocadofruchtfleisch klein schneiden und sofort mit Zitrone beträufeln. Mit 1 EL Crème fraîche pürieren und mit Salz und Cayennepfeffer abschmecken. Die Suppe vom Herd nehmen und auf Esstemperatur abkühlen lassen. Erst kurz vor dem Servieren die Avocadomischung unterheben. Mit 2 EL Crème fraîche garnieren.

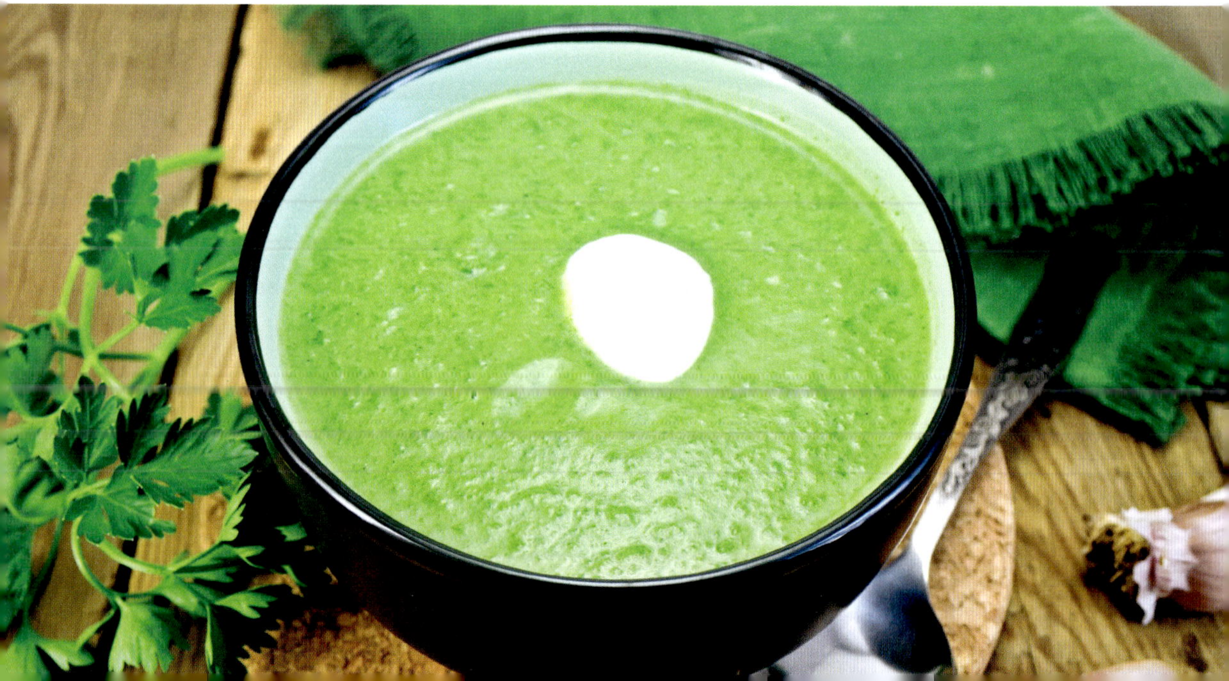

Blumenkohlsuppe mit Avocado

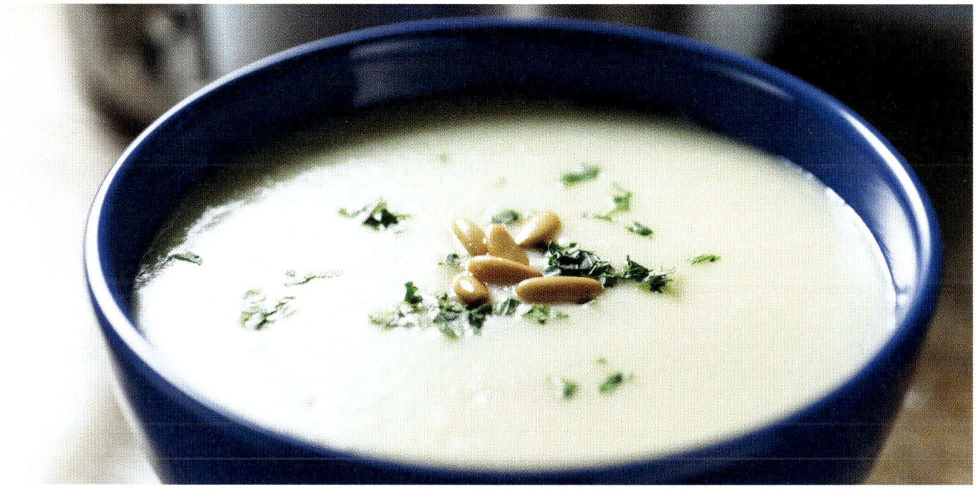

SIE BRAUCHEN

½ Blumenkohl
½ weiße Zwiebel
2 EL Avocado-Öl
1 TL Mehl
1 Tasse Gemüsebrühe
1 EL Pinienkerne
Kresse
½ Avocado
Salz, Pfeffer, Muskat,
1 Spritzer Zitrone

ZUBEREITUNG

Blumenkohlröschen klein schneiden, Zwiebel fein hacken. Beides im Avocado-Öl zirka 5 Minuten andünsten. Mehl darüberstäuben und kurz anschwitzen. Mit Gemüsebrühe aufkochen und unter gelegentlichem Rühren 15 Minuten kochen lassen. Währenddessen die Kresse vom Beet schneiden.

Die fertige Suppe auf Esstemperatur abkühlen lassen und in einem Mixer pürieren. Dabei das Fruchtfleisch der Avocado dazugeben. Mit einer Prise frisch geriebenem Muskat, Salz, Pfeffer und Zitronensaft abschmecken.

Mit Pinienkernen und Kresse verzieren und servieren.

Kühle Avocado-Zucchini-Suppe

SIE BRAUCHEN

1 Frühlingszwiebel
1 kleine Zucchini
1 Prise Kreuzkümmel
Salz und weißer Pfeffer
1 EL Avocado-Öl
1 Tasse Gemüsebrühe
1 Avocado
½ Limette
100 g Joghurt
2 Blätter frische Minze

ZUBEREITUNG

Die Frühlingszwiebel fein hacken und mit der geschnittenen Zucchini, Kreuzkümmel, Salz und Pfeffer zirka 3 bis 5 Minuten im Avocado-Öl anbraten. Gemüsebrühe dazugeben, zirka 5 Minuten lang köcheln lassen.

Derweil die Limettenhälfte auspressen und mit dem Saft das gewürfelte Avocadofruchtfleisch beträufeln.

Die Zucchini vom Herd nehmen und auf Zimmertemperatur abkühlen lassen. Dann die Avocadowürfel mit Joghurt und 2 Minzeblättern dazugeben und pürieren.

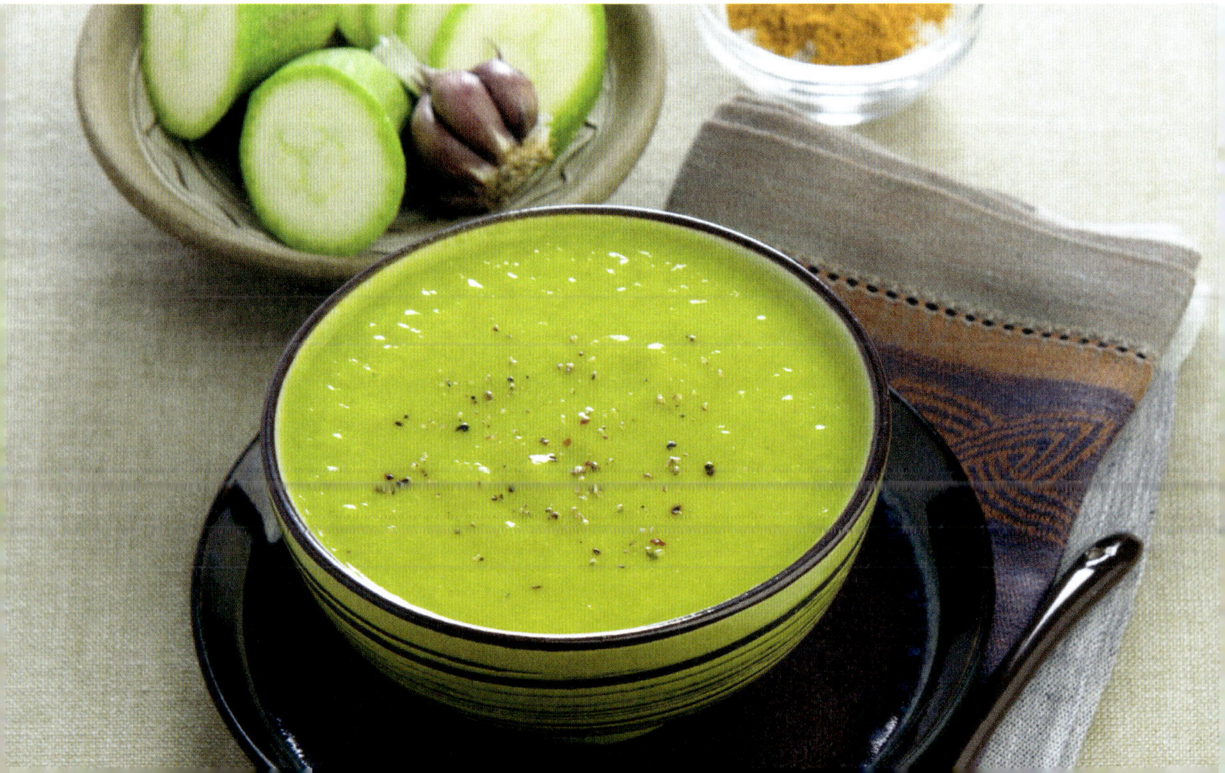

HAUPTGERICHTE

Avocado-Risotto mit grünem Spargel

Für 2 Personen

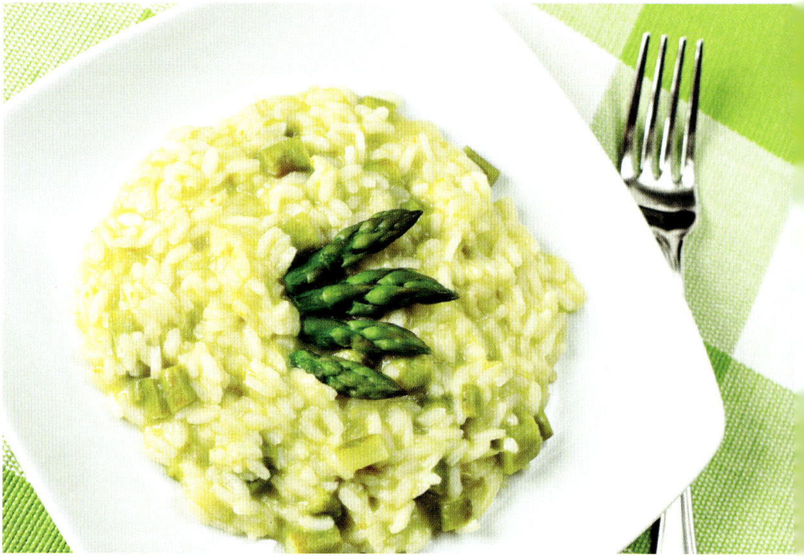

SIE BRAUCHEN

2 Tassen Risotto-Reis
3 EL Avocado-Öl
2 Tassen Gemüsebrühe
2 EL Weißwein
1 Avocado
2 TL Limettensaft
2 EL Crème fraîche
2 EL Orangensaft
Salz und Pfeffer
500 g grüner Spargel

ZUBEREITUNG

Risotto-Reis in 1 EL Avocado-Öl glasig dünsten, dann mit Gemüsebrühe, einer weiteren Tasse Wasser und Weißwein aufkochen. Wenn nötig, immer mal wieder etwas Wasser dazugeben, bis der Reis nach zirka 20 Minuten schön cremig geworden ist.

Währenddessen das Avocadofruchtfleisch mit Limettensaft beträufeln, die Crème fraîche und den Orangensaft dazugeben. Mit Salz und Pfeffer abschmecken.

Nun den Spargel in zirka 3 cm große Stücke schneiden und in 2 EL Avocado-Öl 3 bis 4 Minuten anbraten. Die Avocadomischung unterheben, das Risotto hübsch mit dem Spargel garnieren.

Penne mit Avocado-Pistazien-Sauce

Für 2 Personen

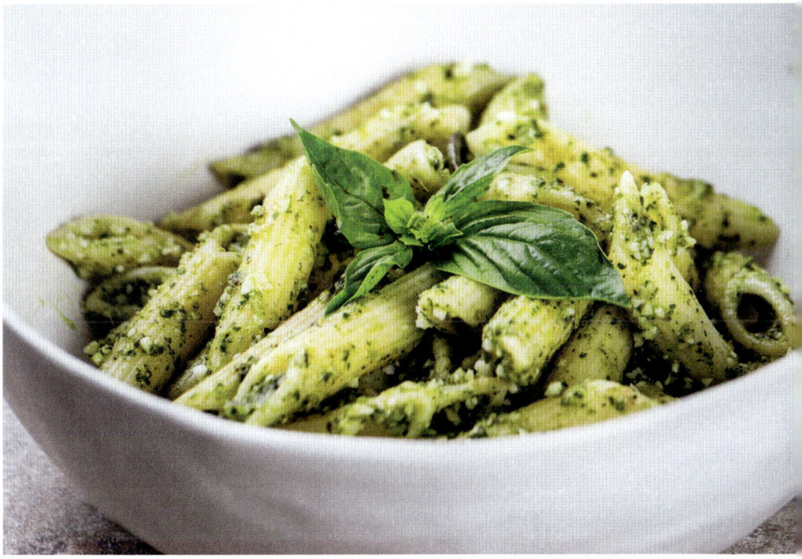

SIE BRAUCHEN

200 g Penne-Pasta
100 g Pistazien
2 Avocados
1 EL Zitronensaft
1 Knoblauchzehe
1 EL Orangensaft
½ TL Orangenschale
4 TL Avocado-Öl
12 Basilikumblätter
⅓ Schafs-Fetakäse
Cayennepfeffer und Salz

ZUBEREITUNG

Setzen Sie zuerst die Nudeln an. Während sie kochen, die Pistazien kurz in der Pfanne rösten, danach in einem Mörser zerstampfen. Avocadofruchtfleisch herausschaben, gleich mit Zitronensaft begießen und zerdrücken. Knoblauch pressen und mit Orangensaft, Orangenschale und dem Avocado-Öl hinzufügen. Basilikum klein schneiden und daruntermengen, Schafskäse zerdrücken und dazugeben, das Ganze mit Pfeffer und Salz abschmecken. Die Nudeln abgießen und mit dem Pesto verfeinern.

Dinkel-Spaghetti mit Tomaten-Auberginen-Sauce

Für 2 Personen

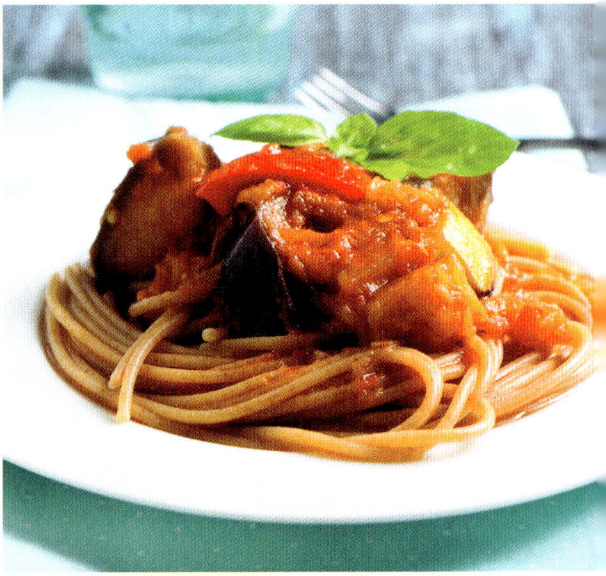

SIE BRAUCHEN

200 g Vollkorn-Dinkel-Spaghetti
½ kleine Aubergine
½ Paprika
2 Knoblauchzehen
2 EL Avocado-Öl
Italienische Kräutermischung, Salz und Pfeffer
1 Flasche Tomaten-Passata
1 Schafs-Fetakäse
4 frische Basilikumblätter

ZUBEREITUNG

Setzen Sie das Wasser für die Spaghetti auf und vierteln Sie eine halbe kleine Aubergine. Die Teile dann noch in Scheiben schneiden. Paprika schnippeln, Knoblauch pressen und zusammen mit den Auberginenscheiben im Avocado-Öl braten. Währenddessen die Nudeln kochen. Die Auberginen-Knoblauch-Mischung in der Pfanne mit Salz, Pfeffer und italienischen Kräutern abschmecken. Nach etwa 10 Minuten ist die Aubergine gar. Geben Sie nun die Tomaten-Passata dazu. Umrühren und 2 bis 3 Minuten ziehen lassen. Währenddessen die Spaghetti abgießen.

Den Fetakäse würfeln und in die Sauce geben. Umrühren und sofort auf die Spaghetti geben. Zum Servieren mit Basilikumblättern garnieren.

Schneller Tex-Mex-Reis mit Avocado

Für 2 Personen

SIE BRAUCHEN

½ weiße Zwiebel
2 Tassen Reis
2 EL Avocado-Öl
½ TL Chili
1 Prise Kreuzkümmel, 1 Prise Oregano
Salz, Pfeffer
½ Glas Kidneybohnen
½ Glas Mais
1 Avocado
1 Zitrone
150 g Crème fraîche

ZUBEREITUNG

Zwiebel fein hacken und 2 Minuten lang zusammen mit den Reiskörnern im Avocado-Öl anschwitzen. Den Reis aufsetzen und beim Kochen gleich alle Gewürze hinzufügen. Nach etwa 5 Minuten die Bohnen und den Mais hinzufügen. Während die Reismischung gart, das Fruchtfleisch der Avocado auslöffeln, in Spalten schneiden und mit Zitronensaft beträufeln. Den fertigen Reis mit den Avocadospalten garnieren und servieren. Die Crème fraîche hälftig auf die Portionen verteilen.

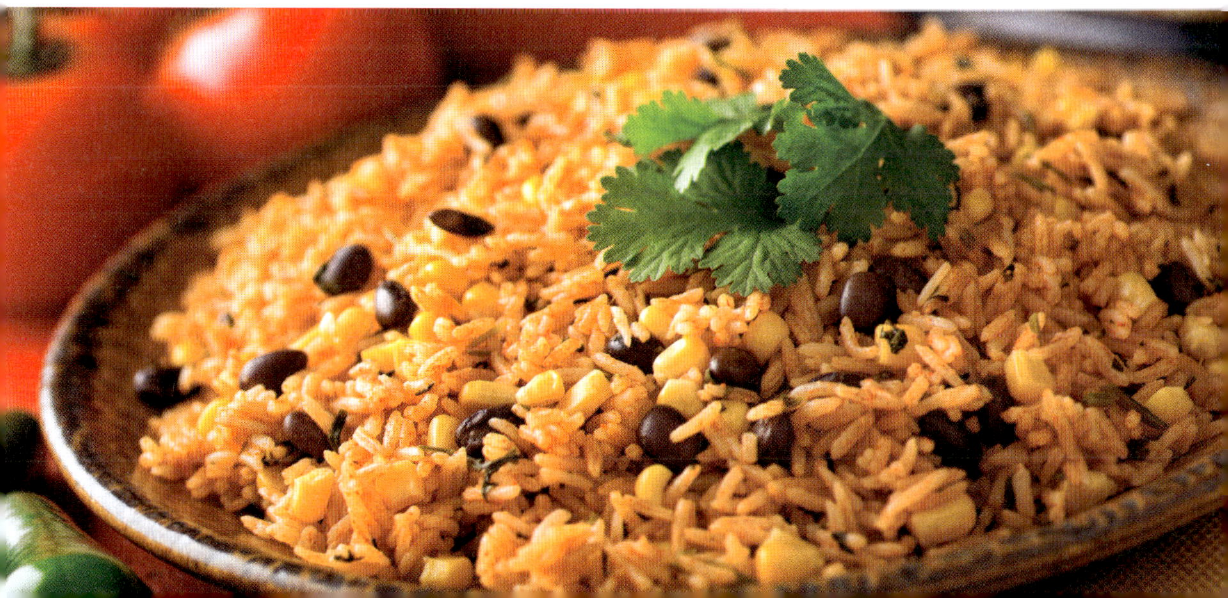

Grünkohl mit Buchweizen und Ei in Avocado

Für 2 Personen

SIE BRAUCHEN

4 große Handvoll Grünkohl
½ Tasse Buchweizen
2 EL Avocado-Öl
1 kleine Zwiebel
1 Knoblauchzehe
Kümmel, Salz und Pfeffer
6 Eier
Dazu: Mayonnaise de luxe (siehe Seite 132)

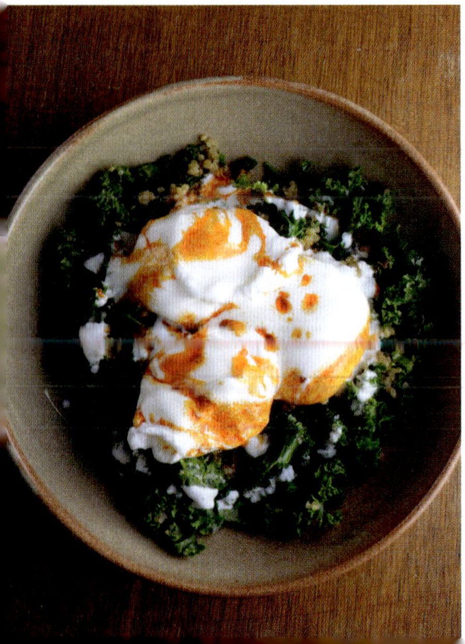

ZUBEREITUNG

Den Grünkohl gut waschen, grob hacken und dann in zirka 750 ml Salzwasser etwa 30 bis 40 Minuten kochen, bis das Wasser abgedampft ist. Während des Kochens 1 EL Avocado-Öl dazugeben.

15 Minuten danach den Buchweizen mehrfach gründlich durchwaschen und mit der doppelten Menge kaltem Wasser aufkochen und anschließend auf die kleinste Stufe reduzieren. Den Deckel auf den Topf legen und den Buchweizen ausquellen lassen. Das dauert rund 15 Minuten. Während der Buchweizen gart, nicht rühren. Die Zwiebel und den Knoblauch fein hacken und mit 1 EL Avocado-Öl in die Pfanne geben. Den fertigen Buchweizen dazugeben und im Öl schwenken. Mit Kümmel, Salz und Pfeffer würzen.

Währenddessen die Eier pochieren. Je frischer sie sind, desto besser gelingt das. In einen großen Topf so viel Wasser geben, dass die Eier später komplett bedeckt sind. Das sind zirka 5 cm. Mit einem Schuss Essig und Salz so weit erhitzen, dass es kurz vor dem Simmern ist. Es darf noch nicht kochen. Die Eier jeweils zuerst in einer Tasse aufschlagen, dann in den Topf umfüllen. Nach zirka 3 Minuten aus dem Topf fischen und auf einem Küchentuch abtropfen lassen. Den Grünkohl auf den Teller geben, darüber den Buchweizen. Darüber die pochierten Eier arrangieren. Dazu passt Avocado-Mayonnaise.

DESSERTS

Avocado-Mango-Creme

Für 2 Personen

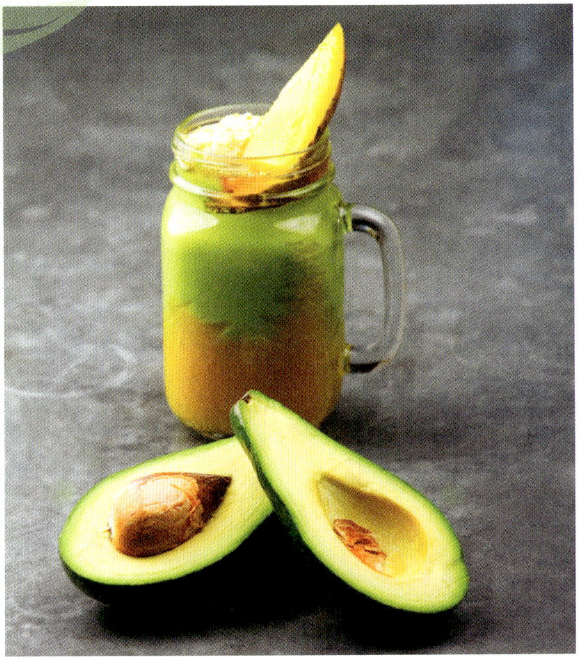

SIE BRAUCHEN

1 Avocado
1 EL Orangensaft
1 TL Honig
Vanille
½ Packung Seidentofu
2 EL Cashewkerne-Bruch
1 Mango
Zimt

ZUBEREITUNG

Die Avocado auslöffeln und das Fruchtfleisch in eine Schüssel geben. 1 EL Orangensaft, 1 TL Honig und eine Prise Vanille darübergeben. Fügen Sie nun 2 EL Seidentofu hinzu. Mit dem Stabmixer pürieren. Nach 1 Minute die Cashewkerne dazugeben und 1 bis 2 Minuten weitermixen.

Den Stabmixer und eine weitere Schüssel heranziehen. Nun das Mangofruchtfleisch würfeln. Zusammen mit 1 EL Seidentofu, einer Prise Vanille, einer Prise Zimt und 1 TL Honig pürieren. Das Mango-Mousse in zwei Serviergläser füllen und die Avocado-Creme darüberlöffeln, sodass zwei Schichten entstehen.

1 bis 2 Stunden im Kühlschrank stehen lassen, dann servieren.

Avocado-Schoko-Mousse mit Datteln und Kokoshäubchen

Für 2 Personen

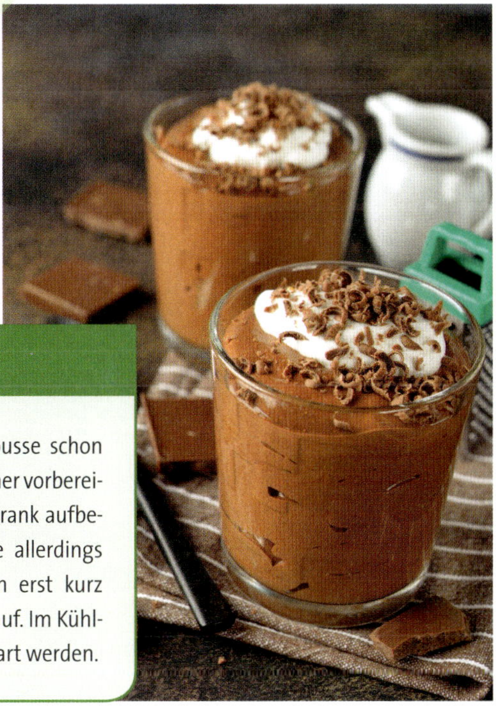

SIE BRAUCHEN

2 EL Kokoscreme
½ Packung Vanillezucker
1 Avocado
2 Bananen
4 Datteln
2 EL Kakao

TIPP

Sie können die Mousse schon einige Stunden vorher vorbereiten und im Kühlschrank aufbewahren. Setzen Sie allerdings das Kokoshäubchen erst kurz vor dem Servieren auf. Im Kühlschrank würde es hart werden.

ZUBEREITUNG

Kümmern Sie sich erst ums Kokoshäubchen. Von einer Dose Kokosmilch nur das obere feste Drittel vorsichtig abschöpfen. Achten Sie akribisch darauf, nur den Fettteil und nicht das Flüssige zu erwischen. Geben Sie eine halbe Packung Vanillezucker dazu und schlagen Sie die Mischung 2 bis 3 Minuten mit einem Handrührgerät schaumig.

Nun Avocado, Bananen und Datteln in eine andere Schüssel geben, Kakao darüberstreuen, alles pürieren. Die Schokomousse in kleine Servierschalen füllen, darauf das Kokoshäubchen setzen. Mit Schokoraspeln garnieren.

Lindgrüne Avocado-Schokolade

SIE BRAUCHEN

1 Packung weiße Schokolade
½ Avocado
1 EL Orangensaft
1 TL Kokoscreme
½ Packung Vanillezucker
1 Handvoll Pistazien

ZUBEREITUNG

Die weiße Schokolade in einem Wasserbad zum Schmelzen bringen. Währenddessen das Avocadofruchtfleisch auslöffeln, in eine Schüssel geben und mit Orangensaft bedecken. Kokoscreme und Vanillezucker hinzufügen, alles pürieren.

Die gerade geschmolzene Schokolade aus dem Wasserbad nehmen und mit dem Rest vermischen. In eine Schokoladenform geben und verstreichen.

Die Pistazien zur Dekoration darüberraspeln und die Schokolade im Kühlschrank fest werden lassen.

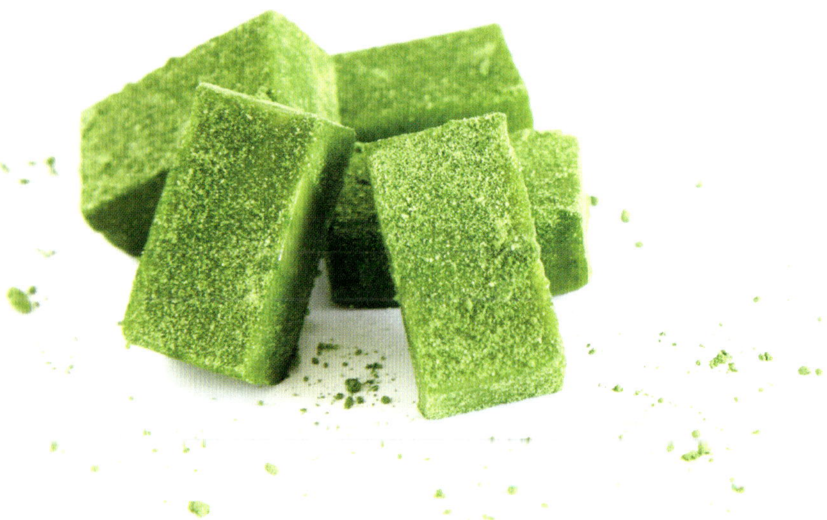

Himmlische Himbeer-Brownies

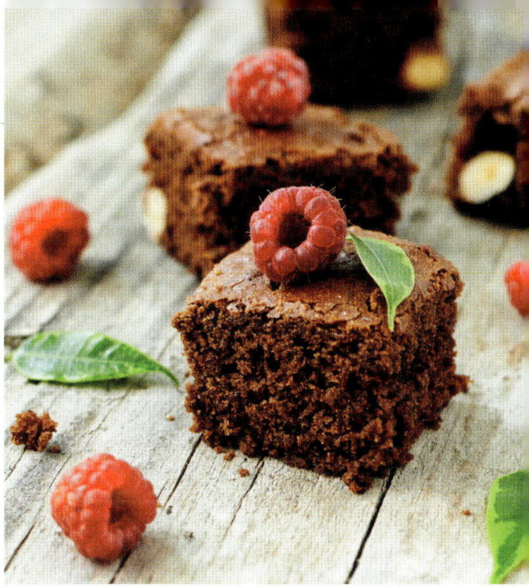

Für 4 – 6 Personen

SIE BRAUCHEN

1 Tafel Zartbitter-Schokolade (100 g)
1 Avocado
2 große Bananen
3 Eier
½ Tasse Milch
1 EL Avocado-Öl
1 Packung Vanillezucker
1 Tasse Rohrohrzucker
100 g gemahlene Mandeln
½ Tasse ganze Mandeln
3 – 4 EL Kakaopulver
1 Tasse Weizenmehl, Typ 1050
1 Prise Salz
½ TL Backpulver
1 Tasse Himbeeren

OPTIONAL: FÜR DEN ZUCKERGUSS

1 Avocado
½ TL Bourbon-Vanille
2 ½ Tassen Puderzucker

ZUBEREITUNG

Den Ofen auf 180° C vorheizen. Die Schokolade in kleine Stücke brechen und in einem Wasserbad schmelzen lassen. Das Avocado- und Bananenfruchtfleisch pürieren. Mit den Eiern, der Milch, dem Avocado-Öl, dem Vanillezucker und dem Zucker verrühren. Mandeln, Kakao, Mehl, Salz und Backpulver hinzufügen. Mit dem Handrührgerät erst 1 Minute auf niedrigster, dann 1 Minute auf höchster Stufe rühren. Schokolade dazugeben und noch einmal gut verrühren. Die Hälfte der Himbeeren sowie alle Mandeln unterheben.

Eine Brownie-Form mit Backpapier auskleiden, den Teig darauf verteilen und glatt streichen. Zirka 30 Minuten backen, nach 25 Minuten eine erste Garprobe machen. Herausnehmen und mindestens 20 Minuten auskühlen lassen.

Für den Zuckerguss Avocadofruchtfleisch pürieren, nach und nach zuerst die Vanille und dann den Puderzucker hinzufügen. Auf dem abgekühlten Kuchenteig verteilen und die restlichen Himbeeren obendrauf setzen. Nach dem Trocknen in Stücke schneiden und servieren.

Schoko Erdnuss Avocado Pudding

Für 2 – 3 Personen

SIE BRAUCHEN

1 Avocado
8 frische Datteln
1 große Banane
1 EL Erdnussbutter
1 TL Mandelmus
2 EL Vollmilch
1 EL Kakaopulver, ungesüßt

ZUBEREITUNG

Avocado halbieren, entkernen, das Fruchtfleisch auslöffeln. Die Datteln ebenfalls halbieren und entkernen. Avocado, Banane und Datteln miteinander pürieren. Erdnussbutter, Mandelmus, Milch und Kakao hinzufügen und weiter pürieren. In Puddingschüsseln verteilen. Direkt bei Zimmertemperatur serviert ist der Pudding herrlich cremig. Wer es etwas fester mag, stellt ihn ein paar Stunden kalt.

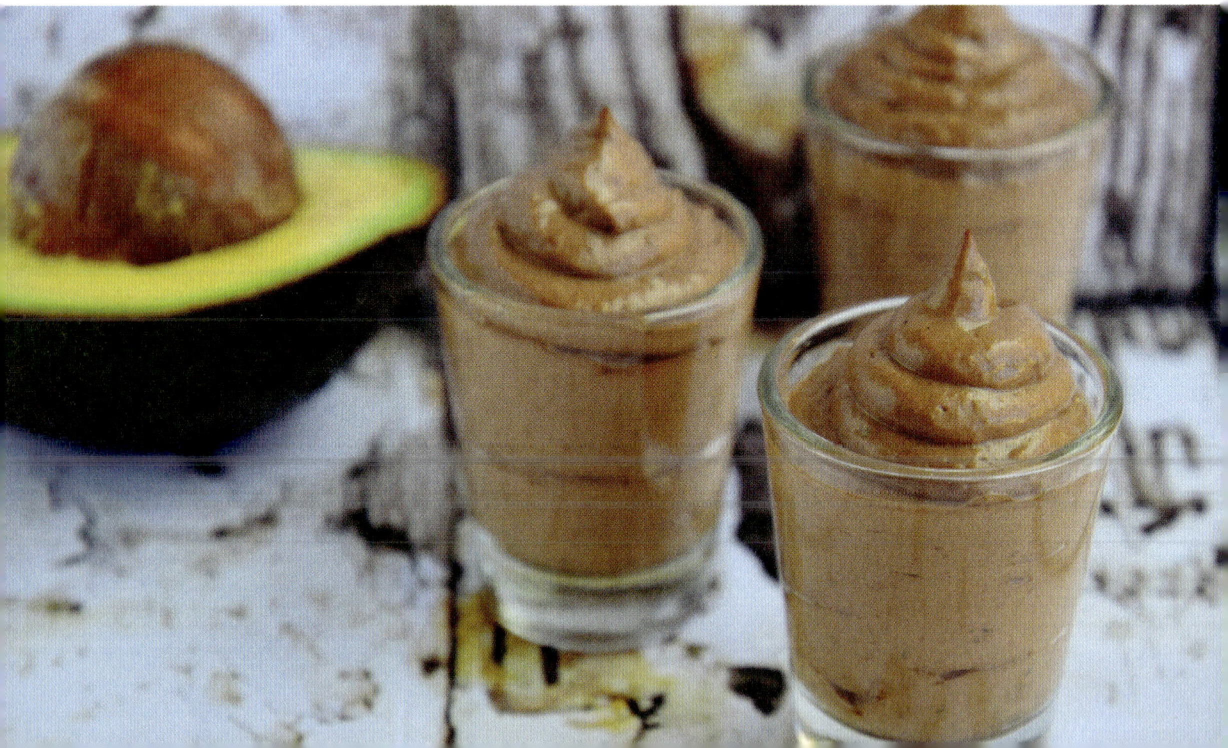

Avocado-Eis

Für 5–6 Kugeln

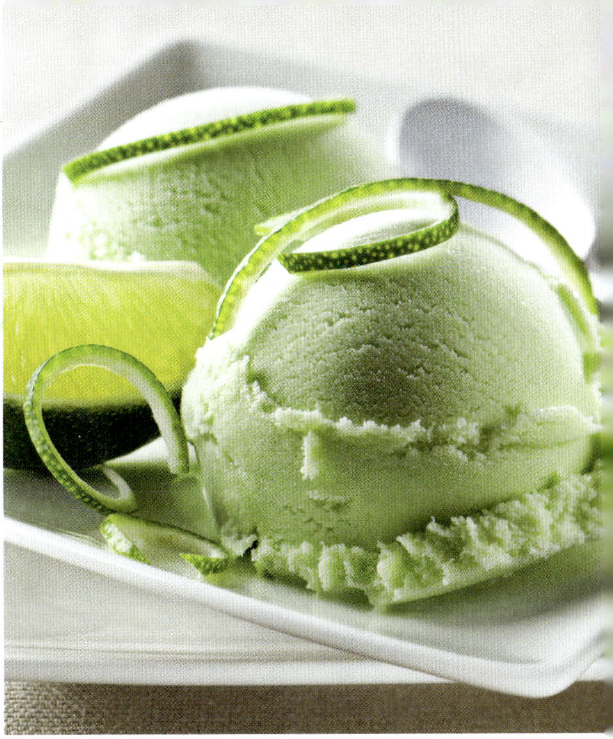

SIE BRAUCHEN

1 Päckchen Bourbon-Vanille
100 g Zucker (alternativ: Birkenzucker)
1 Limette
2 Avocados
250 ml Vollmilch

BIRKENZUCKER

Süß, ohne den Blutzucker zu verändern

Sieht aus wie Zucker, schmeckt genauso süß, hat aber nur halb so viele Kalorien und hält den Blutzuckerspiegel neutral. Somit ist er auch für Diabetiker geeignet. Birkenzucker, auch Xylit genannt, wird aus Pflanzenfasern gewonnen. Auch Kariesbakterien können mit ihm nichts anfangen. Deshalb schont Birkenzucker auch die Zähne. Aber Achtung: Wenn man ihn nicht gewöhnt ist, kann er in sehr großen Mengen abführend wirken. Erwachsene sollten nicht mehr als 150 g pro Tag zu sich nehmen, Kinder maximal 40 g. Macht also für die Kleinen maximal zwei Kugeln vom Avocado-Eis mit Birkenzucker.

ZUBEREITUNG

Vanille mit Zucker und dem Saft einer Limette in einem kleinen Topf mischen. Aufkochen lassen und köcheln, bis sich der Zucker komplett aufgelöst hat. Diesen Sirup vom Herd nehmen und abkühlen lassen.

Das Avocadofruchtfleisch auslöffeln und gemeinsam mit dem Sirup und der Milch pürieren. Die Masse in eine Plastikschüssel mit Deckel füllen und ins Gefrierfach stellen. Alle 30 Minuten durchrühren, bis nach etwa 4 bis 5 Stunden das Eis fertig ist. Durch das Rühren hat es eine schön cremige Konsistenz.

Avocado-Kokos-Stracciatella-Eis

SIE BRAUCHEN

1 Dose Kokosmilch
1 Zweig Minze
2 Avocados
½ Limette
1 Tasse Reissirup
⅓ Tafel Schokolade, geraspelt

ZUBEREITUNG

Den cremigen Teil der Kokosmilch aus der Dose vorsichtig von oben abnehmen. Den wässrigen Teil für ein anderes Gericht benutzen. Die Kokoscreme mit einem Handrührgerät schön fluffig schlagen.

Die Minzeblätter hacken. Dann das Fruchtfleisch der Avocados auslöffeln, den Saft einer halben Limette und den Reissirup darübergeben. Die Mischung pürieren. Die Kokoscreme hinzufügen, weiter pürieren.

In eine Plastikschüssel mit Deckel füllen, ins Gefrierfach stellen und in den nächsten 4 Stunden alle 30 Minuten umrühren, bis die Eiscreme fertig ist. Mit Schokoraspeln garnieren und servieren.

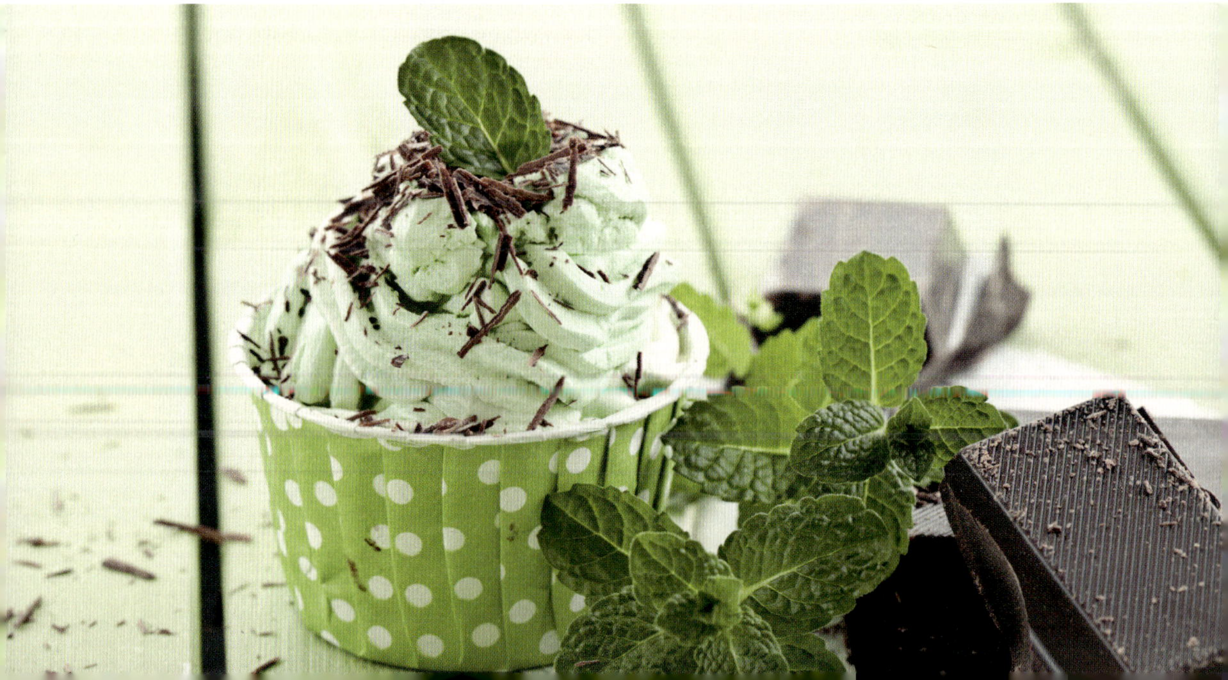

GETRÄNKE

Avocado-Chia-Smoothie

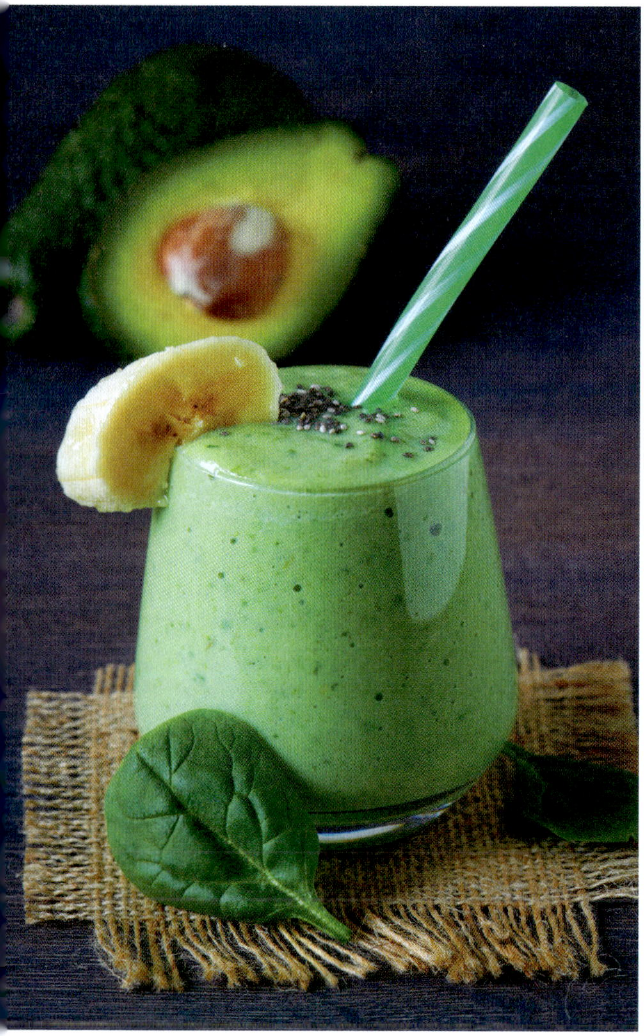

SIE BRAUCHEN

2 TL Chiasamen
½ Avocado
2 Bananen
500 ml Mandelmilch
Vanille und Zimt

ZUBEREITUNG

Die Chiasamen in etwa 100 ml Wasser etwa 10 Minuten lang quellen lassen. Dabei gelegentlich umrühren, bis eine gelartige Konsistenz erreicht ist. Zusammen mit den anderen Zutaten in einen Mixer geben. Mit Vanille und Zimt abschmecken.

Avocado-Milchshake

SIE BRAUCHEN

1 Avocado
300 ml Milch
1 Prise echte Vanille
1 EL Zucker
1 Prise Salz
1 Spritzer Zitronensaft
Optional: Vanilleeis und Schokoladensirup

ZUBEREITUNG

Das Avocadofruchtfleisch würfeln und zusammen mit der Milch, der Vanille, dem Zucker, Salz und Zitronensaft in den Mixer geben. Für die Luxusvariante den Shake auf einer Kugel Vanilleeis servieren und mit Schokoladensirup garnieren.

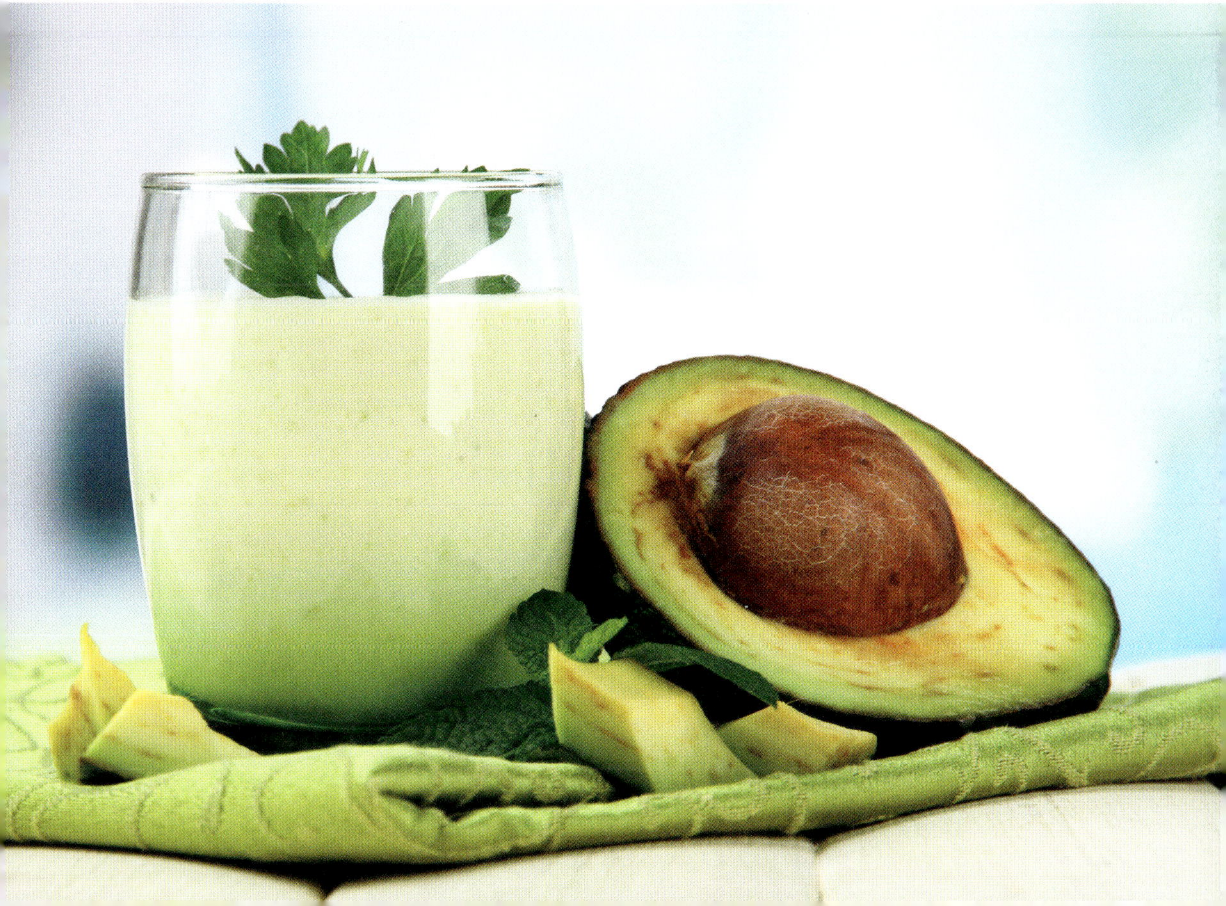

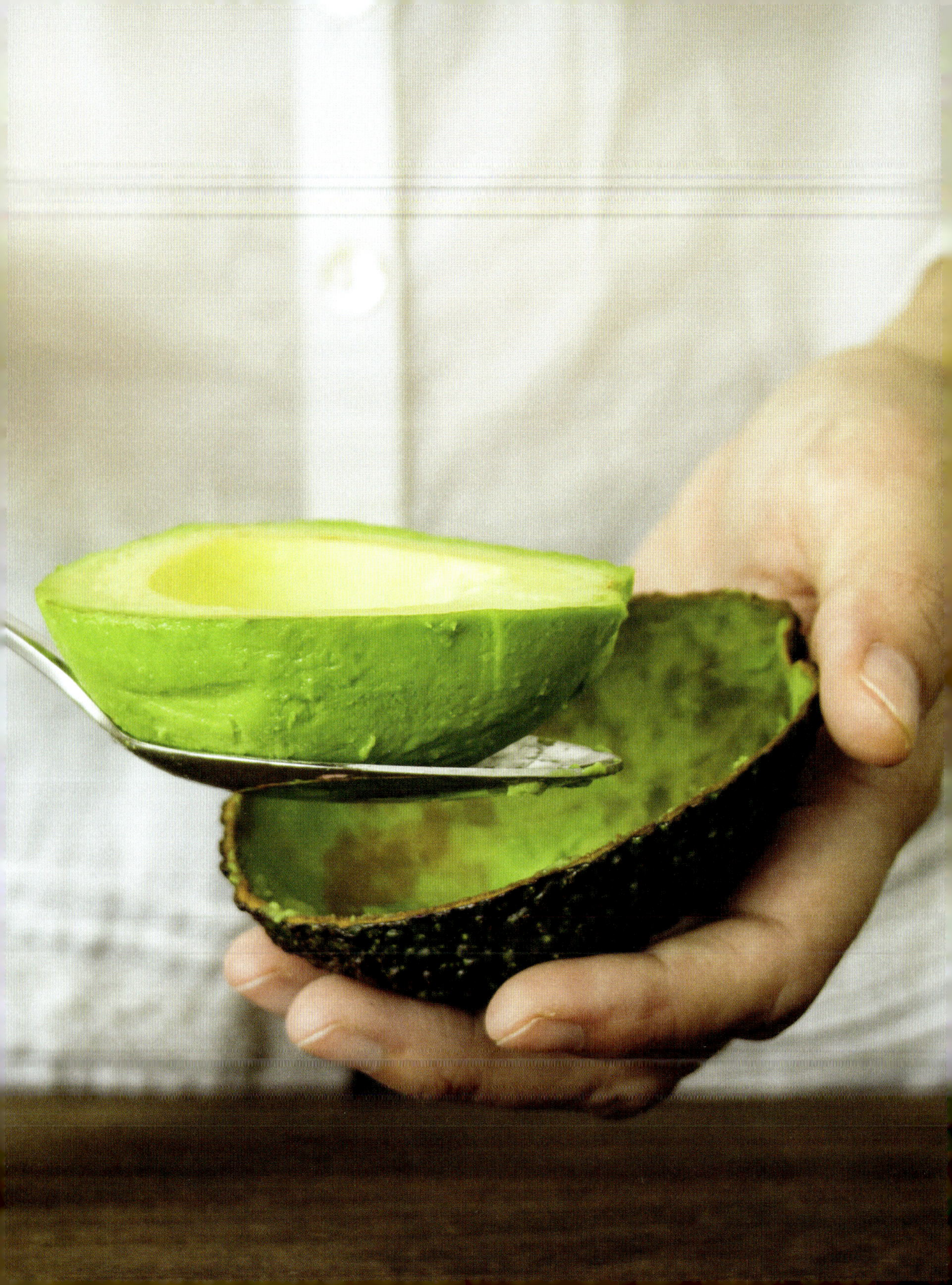

5 SCHNELLE TIPPS ZUM UMGANG MIT AVOCADOS

Den idealen Reifegrad erwischen

Wie die Banane wird auch die Avocado vor der eigentlichen Reife geerntet. Wenn sie in den Handel kommen, müssen die meisten Avocados noch drei bis sechs Tage bei Zimmertemperatur nachreifen. Ideal sind sie, wenn das Fruchtfleisch auf Druck leicht nachgibt. Erst dann entfaltet sich auch das feine, nussige Aroma der Avocado. Vorher schmeckt sie eher bitter. Einen weiteren Hinweis liefert der Stielansatz der Frucht: Ist er grün, ist die Avocado noch unreif, ist er gelb, ist sie überreif. Hellbeige ist perfekt. Der optimale Zeitpunkt der Reife ist schwierig abzupassen. Sollte Ihre Avocado bereits vollreif sein, das Gericht ist aber erst für den nächsten Tag geplant, lagern Sie die Avocado im Gemüsefach Ihres Kühlschranks. Das unterbricht den Reifungsprozess. Aber Achtung: Unter sechs Grad verderben die kälteempfindlichen Früchte. Soll die Reifung beschleunigt werden, schlagen Sie die Avocado mit einer reifen Banane oder einem Apfel in Papier ein.

Turbo: Reif in 10 Minuten

Sie haben im Laden nur steinharte Früchte erwischt, planen aber ein Avocadogericht an diesem Tag? Dann können Sie den Reifeprozess im Ofen beschleunigen. Wickeln Sie die Avocado dazu in Alufolie ein und legen Sie sie auf ein Backblech. Erhitzen Sie den Ofen auf 90° C. Drücken Sie nach 10 Minuten vorsichtig auf das Fruchtfleisch. Gibt es etwas nach, holen Sie die Avocado aus dem Ofen. Ist sie weiterhin hart, in 10-Minuten-Schritten weiter prüfen. Auskühlen lassen und verarbeiten.

Avocados richtig verarbeiten

Schneiden Sie die Avocado der Länge nach auf und um den Kern herum. Auf leichten Druck ploppt er dann heraus. Wollen Sie nur eine Hälfte verwenden, lassen Sie den Kern in der anderen. Der Kern enthält Enzy me, die braune Flecken verhindern. Fahren Sie nun mit einem Esslöffel am äußeren Rand entlang. So können Sie das Fruchtfleisch in einem Stück herauslösen. Die meisten Karotinoide sitzen direkt unter der Schale, kratzen Sie diese also ruhig ganz aus. Das herausgelöste Fruchtfleisch sofort mit Zitronen- oder Limettensaft beträufeln, um Oxidation und damit einhergehende Verfärbungen zu verhindern.

Avocados selber ziehen

Waschen Sie den Avocadokern und lassen Sie ihn trocknen. Durchbohren Sie ihn seitlich mit drei Zahnstochern auf halber Höhe. Das ergibt eine Halterung, mit der Sie den Kern mit der spitzen Seite nach unten in ein Glas mit Wasser hängen können. Nach ein bis zwei Monaten hat der Kern Wurzeln entwickelt, mit denen er dann in normale Blumenerde eingepflanzt werden kann. Den oberen Teil etwas aus der Erde herausgucken lassen. Decken Sie den Topf mit dem Kern mit einer durchsichtigen Plastiktüte ab, um eine hohe Luftfeuchtigkeit zu erzeugen. Am besten auf einer Fensterbank aufstellen und regelmäßig gießen. Sobald sich grüne Blätter zeigen, die Plastiktüte entfernen. Früchte wird das kleine Bäumchen nicht tragen, da die männlichen und weiblichen Blüten immer zu unterschiedlichen Zeiten geöffnet sind. Eine Selbstbestäubung ist damit ausgeschlossen. Doch die immergrüne Pflanze ist ein hübscher Anblick auf der Fensterbank oder im Wintergarten.

Kein Tierfutter!

Avocados enthalten den Stoff Persin, der für einige Tierarten giftig, für uns Menschen aber sehr gesund ist (vgl. krebsvorbeugende Wirkung, S. 44). Vögeln, Nagetieren, Schweinen und Pferden sollten Sie definitiv keine Avocados vorsetzen. Ob Hunde und Katzen Avocados vertragen, darüber sind sich die Experten uneinig.

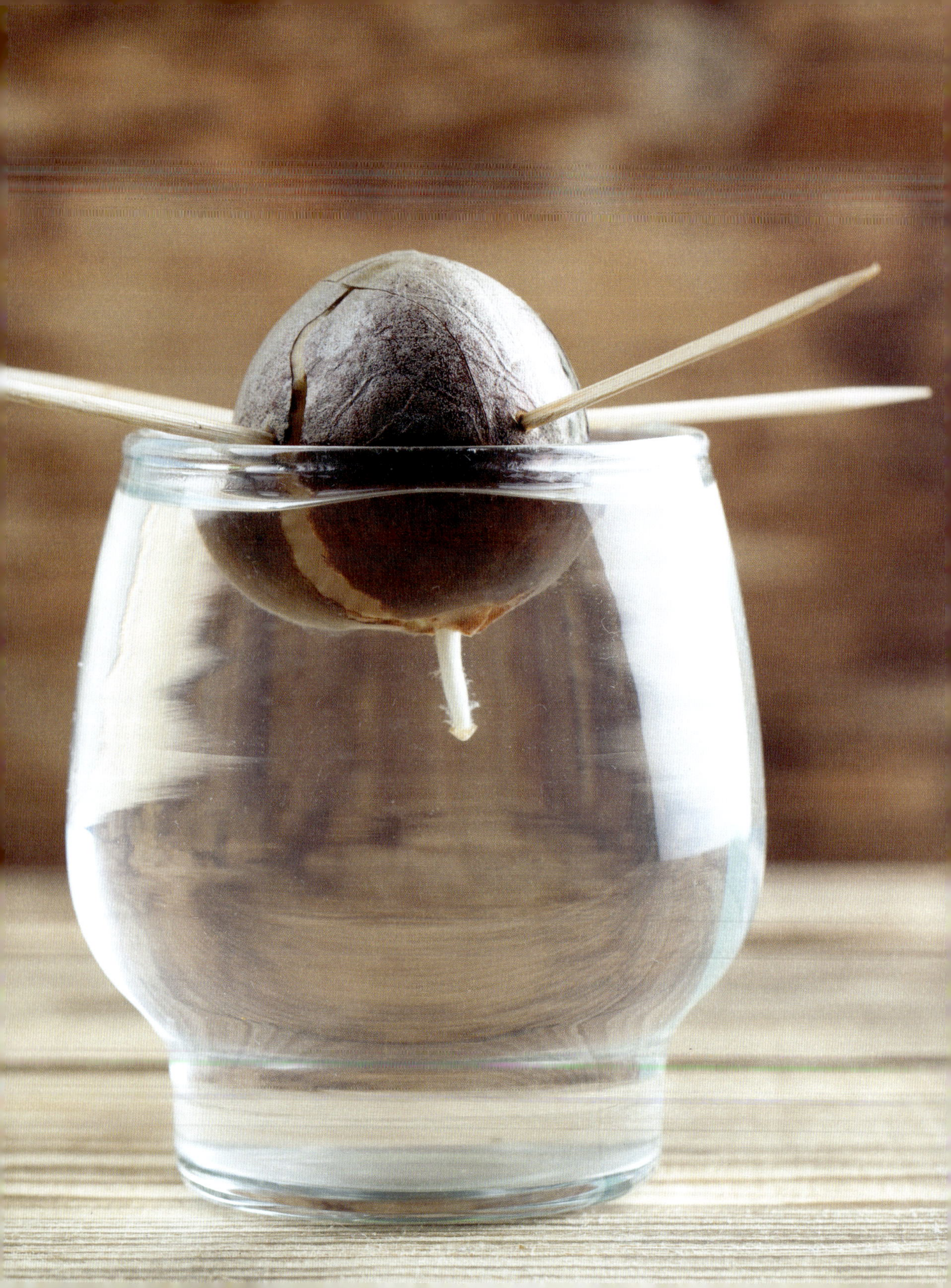

AVOCADO-ANEKDOTEN

1. Für Mammuts war die Avocado ein Lieblingsfutter. Sie verschlangen gleich die ganze Frucht und schieden den Kern später wieder aus. So verbreitete sich die Avocado über große Distanzen.

2. Europäische Segler verwendeten das Avocadofruchtfleisch statt Butter auf ihrem Brot, wenn sie von ihren Entdeckungsreisen in der Neuen Welt wieder aufbrachen.

3. Dem Adel vorbehalten: Avocados wurden früher ausschließlich Königsfamilien serviert und galten als Zeichen des Reichtums.

4. Bei den Azteken galten Avocados als Symbol der Liebe. Denn ein Avocadobaum kann sich nicht selbst bestäuben. Es müssen immer zwei Bäume nah beieinanderstehen. Wenn die Früchte kommen, wachsen sie immer paarweise.

5. In den 1920er-Jahren nutzte eine Werbekampagne in den USA umgekehrte Psychologie, indem sie unglaubwürdig behauptete, die Avocado sei kein Aphrodisiakum. Die Strategie funktionierte: Der Verzehr der grünen Früchte stieg.

6. Manchmal wird die Avocado auch »Alligator-Birne« genannt, wegen ihrer Form und der rauen Schale.

7. Die Hass-Avocado führt nichts Böses im Schilde. Ihren Namen verdankt sie einem Briefträger aus Kalifornien: Rudolph Hass. Der entdeckte sie in seinem Hinterhof in den 1930er-Jahren und ließ seinen Baum 1935 patentieren. Reich wurde er allerdings nicht damit. Diese Sorte verbreitet sich auch durch das Abschneiden von Trieben.

8. Menschen mit einer starken Latexallergie sollten erst eine kleine Menge Avocado probieren, weil es hier zu Kreuzreaktionen kommen kann.

9. Die Avocado ist ein Liebling der Promis. Schauspielerin Gwyneth Paltrow postet Rezepte auf Instagram, Designerin Victoria Beckham empfiehlt Avocadomasken für Haut und Haare, und Schauspieler Jamie Foxx baut sogar nebenberuflich auf seiner Farm Avocados an. Dort hat er 800 Bäume.

10. Das Guinness-Buch der Rekorde listet die Avocado als nährstoffreichste Frucht der Welt. Machen Sie etwas daraus!

DANKSAGUNG

Während der letzten Monate war nicht nur ich, sondern mein gesamtes Umfeld im Avocadofieber. Vielen Dank, Verena Schörner, für Ihren Weitblick, und vielen Dank, Marion Zerbst, für Ihre Adleraugen und die tollen Anregungen. Vielen Dank auch an Daniel, mein Bruderherz, dass Du mich regelmäßig mit Videos rund um die Avocado versorgt hast. Dir entgeht keine Dokumentation. Danke auch an meine internationalen Freunde, die mir von Rezepten und Schönheitskuren aus verschiedenen Teilen der Welt erzählt haben: Vera aus Peru, Togi aus Indonesien ... Danke, Marco, für die spontane Unterstützung bei der Analyse der Biochemie. Danke an meinen Sohn, der sich quer durch unsere heimische Testküche gefuttert hat, bis er pappsatt war, und der immer ganz klar sagte, was ihm wie schmeckte. Nur was sein grünes Licht bekommen hat, wurde in dieses Buch aufgenommen. Schließlich sollen die Rezepte ja familientauglich sein. Danke auch an alle meine Freundinnen, die kritische und tief gehende Fragen rund um die Fettdebatte gestellt haben. Und ganz besonderen Dank an Maryanto Fischer, der mich als guter Freund seit Jahren ermutigt und unterstützt. Du bist eine Inspiration für mich, jeden Tag.

BEZUGSQUELLEN

Diese Hersteller liefern Avocado-Öle in höchster Bioqualität. Weil die Früchte aus Spanien, Israel oder Afrika stammen, haben sie die kürzesten Transportwege.

Speiseöle

Bio Planète, z.B. im Bioladen oder via www.bringmirbio.de

Die Kulinaristen, www.die-kulinaristen.de

HST, via www.blauer-shop.de

https://blauer-shop.de/Gourmet-Avocadooel-500ml-biolognativ-kalt-gepresst

Ölmühle Solling, www.oelmuehle-solling.de

Kosmetiköle

Primavera, www.primaveralife.com

Farfalla, www.farfalla.ch

STUDIEN

D'Ambrosio SM et al., Aliphatic acetogenin constituents of avocado fruits inhibit human oral cancer cell proliferation by targeting the EGFR/RAS/RAF/MEK/ERK1/2 pathway. 2011 Jun 10;409(3):465–9. doi: 10.1016/j.bbrc.2011.05.027. Epub 2011 May 8

Ashton OB et al., Pigments in avocado tissue and oil. J Agric Food Chem. 2006 Dec 27;54(26):10151–8

Atkins RC, Squalene: Oxygenator, Cancer Fighter. Dr Atkins' Vita-Nutrient Solution – Nature's Answer to Drugs. UK: Pocket Books, Simon & Schuster, 2002: 243–244

Bowman B., Acetyl-carnitine and Alzheimer's disease. Nutr. Rev. 50 (1992) 142

Butt AJ et al., A novel plant toxin, persin, with in vivo activity in the mammary gland, induces Bim-dependent apoptosis in human breast cancer cells. doi: 10.1158/1535-7163. Mol Cancer Ther. 2006 Sep;5(9):2300–9

Chierchia SL, Fragasso, G, Metabolic management of heart disease. Eur. Heart J. 14 (1993) 2

Colquhoun DM et al., Comparison of the effects on lipoproteins and apolipoproteins of a diet high in monounsaturated fatty acids, enriched with avocado, and a high-carbohydrate diet. Am J Clin Nutr. 1992 Oct;56(4):671–7

Dreher ML, Davenport AJ, Hass Avocado Composition and Potential Health Effects. Crit Rev Food Sci Nutr 2013 May; 53(7): 738–750. Published online 2013 May 2. doi: 10.1080/10408398.2011.556759. PMCID: PMC3664913

Friedrichsen HP, Darmschleimhaut-Barriere, intestinale Immunregulation und Mikronährstoffe. Zs. F. Orthomol. Med. 3 (2004) 4–9

Grether-Beck S et al., Topische Applikation von Vitaminen, Phytosterolen und Ceramiden. Hautarzt 59 (2008) : 557–562

Guzmán-Rodriguez JJ et al., Antibacterial Activity of Defensin PaDef from Avocado Fruit (Persea americana var. drymifolia) Expressed in Endothelial Cells against Escherichia coli and Staphylococcus aureus. PMCID: PMC3844270

Harper AE et al., Branched chain amino acid metaobolism. Ann. Rev. Nutr. 4 (1984) 409

Hertz L et al., Glutamine, Glutamate, and Gaba in the Central Nervous System. Alan R Liss Inc., New York 1983

Hu FB et al., Dietary fat intake and the risk of coronary heart disease in women. N Engl J Med. 1997; 337:1491–1499

Kiefer I et al., Phytosterine und ihre Bedeutung in der Prävention. J Kardiol. 2002; 96–101

Kim SK, Karadeniz F, Biological importance and applications of squalene and squalane. Adv Food Nutr Res. 2012;65:223-33. doi: 10.1016/B978-0-12-416003-3.00014-7.